„... durch 1000 Kanäle und Poren..."

Sylvia Zwettler-Otte (Hrsg.)

„.... durch 1000 Kanäle und Poren..."

Die Verbreitung der Psychoanalyse
von ihren Anfängen bis zur Gegenwart

Mit Beiträgen von
Wilhelm Burian
Rainer Gross
Johann August Schülein
Sylvia Zwettler-Otte

PETER LANG
Frankfurt am Main · Berlin · Bern · Bruxelles · New York · Oxford · Wien

Bibliografische Information der Deutschen Nationalbibliothek
Die Deutsche Nationalbibliothek verzeichnet diese Publikation
in der Deutschen Nationalbibliografie; detaillierte bibliografische
Daten sind im Internet über http://dnb.d-nb.de abrufbar.

Gedruckt mit Unterstützung des Bundesministeriums
für Wissenschaft und Forschung in Wien.

Gedruckt auf alterungsbeständigem,
säurefreiem Papier.

ISBN 978-3-631-58848-2
© Peter Lang GmbH
Internationaler Verlag der Wissenschaften
Frankfurt am Main 2009
Alle Rechte vorbehalten.

Das Werk einschließlich aller seiner Teile ist urheberrechtlich
geschützt. Jede Verwertung außerhalb der engen Grenzen des
Urheberrechtsgesetzes ist ohne Zustimmung des Verlages
unzulässig und strafbar. Das gilt insbesondere für
Vervielfältigungen, Übersetzungen, Mikroverfilmungen und die
Einspeicherung und Verarbeitung in elektronischen Systemen.

www.peterlang.de

„Und doch ist die Situation nicht so trostlos, wie man jetzt meinen sollte. So mächtig auch die Affekte und Interessen der Menschen sein mögen, das Intellektuelle ist doch auch eine Macht. Nicht gerade diejenige, welche sich zuerst Geltung verschafft, aber um so sicherer am Ende…., und die unerwünschten Wahrheiten, die wir Psychoanalytiker der Welt zu sagen haben, werden dasselbe Schicksal finden. Nur wird es nicht sehr rasch geschehen; wir müssen warten können."

Sigmund Freud: Die zukünftigen Chancen der psychoanalytischen Therapie, 1910

INHALT

Preface: Shmuel Erlich — 9

Einleitung: Sylvia Zwettler-Otte — 13

I. Wilhelm Burian
Verlassen wir den Elfenbeinturm?
Überlegungen zur Politik der Psychoanalyse — 19

II. Rainer Gross
1. „Geschichten: Immer traurig, teilweise sehr hübsch" – Die Figur der Hysterikerin in der (Populär-)Kultur des Fin de Siecle — 29
2. „Angewandte" Psychoanalyse: Sigmund Freud, seine „Libido-Spürhunde" und „wildgewordene Neurosensucher" — 43
3. Das Bild des Psychoanalytikers – Das Bild der Psychoanalyse — 61

III. August Schülein
„Die autoerotische Periode des Vereinslebens würde allmählich abgelöst durch die der Objektliebe" (Sandor Ferenczi) – Über Institutionalisierungsprobleme der Psychoanalyse — 75

IV. Sylvia Zwettler-Otte
1. Über die heimliche Attraktivität des Unbewussten und die sogenannte „Krise" der Psychoanalyse — 91
2. Von Freuds „splendid isolation" zu unserer „Krise" – Der Versuch einer Deutung innerer Kämpfe gestern und heute — 103
3. Die Popularisierung der Psychoanalyse — 123
4. Haben die frühe Rezeption und die sogenannte „Krise" der Psychoanalyse mit Winnicotts „Furcht vor dem Zusammenbruch" zu tun? — 133

Anhang — 146

Die Autoren — 153

Preface

Psychoanalysis and Vienna are readily associated in most minds. This nearly reflexive connection is, of course, mediated by the fact that Freud spent almost his entire adult life in Vienna, was educated and practiced there, and it was the setting in which, out of his brilliant capacity for clinical observation and his theory-construction acumen, he almost single-handedly created psychoanalysis. Freud's biography, but even more so – his image, physiognomy and manner, were Viennese to the hilt. In so many ways he was the prototypical Viennese gentleman, bourgeois, physician and professor – and, at the same time, the typical Jewish version of all these in a historical epoch which is now gone. The end of that period in history is also forever associated with Freud's personal escape and exile from Vienna.

There are further reasons for this deep connection between psychoanalysis and Vienna. Psychoanalysis grew out of the fertile cultural soil that was deeply linked with the Austro-Hungarian, Central European tradition and innovation, in which Vienna was the hub and life-giving matrix. It is indeed very difficult (some might even say impossible) to imagine the inception and development of psychoanalysis as taking place in an Anglo-Saxon, British or American environment, where empiricism and the experimental method ruled. In one of his nearly last publications, *Moses and Monotheism*, Freud deals extensively with the issue of *Geistigkeit*, a term so difficult to translate into other languages and especially into English. In many ways it is this difficult-to-define quality of *Geistigkeit* that fostered and enabled the growth of psychoanalysis.

Last but not least, Vienna served as the formation of the mold that came to define the structure of psychoanalytic local organization and function. While Berlin became the model for the 'psychoanalytic institute' and schema of training, Vienna provided the hatching ground of the 'psychoanalytic society', which developed out of the well known Wednesday Evening meetings of the group that gradually formed around Freud.

With all these remarkable attributes it could be expected that Vienna would continue to play a leading role in the globally expanding psychoanalytic movement and approach. Yet sadly this was not to be the case. The same dark forces that were responsible for Freud's exile were also responsible for the traumatic shockwave that brought about the demise of the Viennese Psychoanalytic Society. This book is an attempt to begin to look at the story of this Fall, and the very gradual and still ongoing recuperation from it. In this sense it represents an important step forward – a search for answers as well as an effort at self-cure and rehabilitation.

Without going into a full appreciation of each author and paper, I want to briefly sketch what this effort consists of and how it is geared, directly or indirectly, towards the task of coping with what psychoanalysis in Vienna went through and must cope with. It begins with William Burian's paper, which focuses squarely and bravely on this issue and pinpoints the "trauma of 1938" as the root cause of the posttraumatic ossification undergone by the Viennese Society, connecting it with the 'inability to mourn' or take responsibility for what happened. He traces the difficulty of the Society for many years to develop and open itself up to contemporary scientific advances in related areas to this insufficiently acknowledged and worked through trauma. In a cautiously optimistic manner he ends by pointing to certain signs of improvement and gradual growth.

The three papers by Rainer Gross offer a fascinating and varied examination of various cultural aspects: He examines the way in which artists and writers, preceding Freud and contemporary with him, expressed the dark underside of perversion, hysteria and unacceptable desires of Victorian society and in many ways anticipated Freud's discoveries. These materials set the stage for the cultural readiness and interest, as well as resistance, to the acceptance of Freud's discoveries. Freud's discoveries seem to dialogue with those contemporary notions about and interest in the dark sides of mental life. Freud was also directly responsible for starting the dialogue between psychoanalysis and literature and poetry, which is still vigorously continuing. Despite the reservations and ambivalence on the side of the writers, and the need for greater caution on the part of psychoanalysts in approaching philology and works of literature, in the final analysis Freud has forever changed the way in which we approach literature. This is also related to the impact the general culture had on the nature of the complaints of patients seeking psychoanalytic and psychotherapeutic help, which pose new challenges for the practitioner.

August Schülein's essay touches on issues that remain currently as sensitive as when they first emerged. He focuses on the social and organizational development of institutional psychoanalysis, beginning with Ferenczi's early and not sufficiently appreciated views concerning the oedipal nature of the psychoanalytic society and the need for setting standards and regulations, which, with Freud's approval, led to the establishment of the International Psychoanalytic Association and movement. Skillfully analyzing the developmental stages of the psychoanalytic journey towards institutionalization, he underscores and warns of the pitfalls of idealization and the dominating grip of the past. There seems to be but a narrow line between rigidity and the iconoclastic rejection of authority. He too derives hope from the demonstration in the Viennese Society that old enmities can be overcome in the interest of cooperation and mutual recognition. It is a social and sociological study of institutional psychoanalysis that is as encompassing as it is perceptive.

Finally, Sylvia Zwettler-Otte takes on the contemporary and often heard cry of 'Crisis' in psychoanalysis. Her extensive study of the reception of psychoanalysis as reflected in the press during the period of Freud's activity in Vienna demonstrates convincingly the ambivalence with which it was received: a combination of curiosity, fascination and suspicious denigration. On the one hand, it was far from being ignored (as Freud was later wont to claim about his early period, creating his personal myth of the lonely hero). On the other hand, the reception at the time was in so many ways similar and parallel to that today. Her analysis points to factors inherent within psychoanalysis that contribute to this, namely the ambivalence that stems from the uncertainties that the analyst as well as the patient must endure. Greater tolerance for ambiguity and uncertainty on the part of analysts would go a long way towards reducing the external ambivalence, while the efforts of those analysts who are gifted in reaching the public or in establishing discourse with the university may contribute much to alleviating it. Thus the 'crisis' might be due to uncertainties which are inherent to psychoanalysis and which analysts are reluctant to experience fully and therefore project them onto a dangerous future with which psychoanalysis is threatened.

This perspective, of struggling with setbacks, trauma and uncertainty, dominates this book. But it is also intrinsically associated with the history of the Psychoanalytic Society of Vienna: It had to face crisis and trauma, has nearly lost its way under their impact, and is currently exercising its strength to regain its way to renewed development and hope.

This book is a manifestation of this rekindled hope at the same time that it is a stepping stone on the way to actually achieving it.

Shmuel Erlich

Professor (Emeritus) and former Sigmund Freud Professor of Psychoanalysis, The Hebrew University of Jerusalem; Training and Supervising Analyst, Israel Psychoanalytic Society; Chair, IPA Education and Oversight Committee.

Einleitung
„... durch 1000 Kanäle und Poren"

Die Psychoanalyse löste von Anfang an Anziehung und Abwehr aus. Dieser Umstand liegt in ihrem Wesen begründet; sie befasst sich nicht nur mit den bewussten seelischen Regungen und Triebwünschen, sondern auch mit solchen, die der Verdrängung ins Unbewusste unterlegen sind, und so wie die verdrängten Inhalte selbst ruft auch die Befassung mit dieser Materie einerseits Faszination und andererseits Ablehnung in den verschiedensten Abstufungen hervor, und manchmal ist es eine seltsame Mischung von beidem, von Anziehung und Abstoßung.

Eine neue Wissenschaft, die alles bisherige Wissen in wesentlich engere Schranken wies, musste von Anfang an heftige Reaktionen hervorrufen. So hielt zum Beispiel in den Dreißiger Jahren der Münchner Psychiater Oskar Bumke, der Direktor einer Psychiatrie und Nervenklinik war, die Psychoanalyse für äußerst gefährlich; seine Vorstellung mutet nahezu paranoid an: Freuds Ansichten seien durch 1000 Kanäle und Poren selbst in solche Köpfe gesickert, die kaum den Namen ihres Urhebers kennen; man müsse „diese Wissenschaft als das entlarven, was sie in Wirklichkeit ist: ein rein dialektischer Versuch, den Menschen alle, aber auch alle Ideale zu rauben.." (Springer A., 1994, 64.) Gleichzeitig aber konnte er nicht umhin anzuerkennen, dass er der Psychoanalyse ein neues Verständnis der menschlichen Seele verdanke (Tichy M., Zwettler-Otte, 1999, 61).

Diese Ambivalenz prägt die gesamte Psychoanalyse-Rezeption von ihren Anfängen bis zum heutigen Tag. Es spiegelt sich darin der schwankende Erkenntnisprozess selbst, der durch ein Ringen um Einsicht charakterisiert ist. Es gibt offensichtlich in der Psychoanalyse noch weniger als in anderen Wissenschaften einen einmaligen, sicheren Erwerb von Wissen. Stattdessen kämpfen immer wieder zwei verschiedene Strömungen gegeneinander, und was dem Unbewussten einmal abgerungen wurde, kann aufgrund unbewusster Vorgänge wieder verworfen, verleugnet oder fallen gelassen werden. Nicht einmal Sigmund Freud konnte sich solchen Schwankungen immer ganz entziehen. (Siehe Kohon, G. 1999, 170 ff.)

Es passt in dieses oft allzu lebendige Gesamtbild, dass auch die Verbreitung der Psychoanalyse seit ihrer Begründung angestrebt, aber auch immer wieder erschwert wurde, sowohl von denen, die sie vermitteln konnten, als auch von den Interessenten. Auch Freud selbst setzte sich natürlich einerseits intensiv dafür ein, indem er seine Entdeckungen publizierte und mit Kollegen diskutierte, und indem er zusammen mit der Gruppe besonders Interessierter 1902 die „Psychologische Mittwochabend-Gesellschaft" gründete, aus der 1908 die „Wiener Psychoanalytische Vereinigung" (WPV) und 1910 die „Internationale Psychoanalytische Vereinigung (IPV; auch IPA, International Psychoanalytic Association) hervorging. Andererseits wurde er auch oft dieser Mühen überdrüssig, wenn er auf allzu viel Unverständnis oder Missverstehen stieß und wenn er von manchen seiner frühen Mitarbeiter mit äußerst individuellen Ideen konfrontiert wurde, die er letztlich doch nicht als Weiterentwicklungen seines Theoriengebäudes sehen konnte, sondern als Abfallbewegungen zu akzeptieren hatte.

Schon damals oszillierte die öffentliche Haltung der ersten Psychoanalytiker zwischen Bemühungen zur Verbreitung der neuen Wissenschaft und einer oft als Arroganz empfundenen Exklusivität, einem Rückzug in einen elfenbeinernen Turm.

Die Verbreitung der jungen psychoanalytischen Wissenschaft war (und ist noch immer) mit Grenzüberschreitungen verbunden; nicht nur dass sie sich an Kunst und andere Wissenschaften heranwagte, sie erklärte sogar die Ärzte zu Laien, was psychoanalytisches Wissen anbelangt, und gestattete Akademikern anderer Provenienz und selbst Nicht-Akademikern „Blitzkarrieren", wie etwa bereits Otto Rank, Theodor Reik, Hanns Sachs, und Freuds Tochter Anna Freud. Diese Ausdehnung basierte auf Freuds Warnung vor einer auf den Arztberuf beschränkten Engführung der Psychoanalyse. Heute, ca. 100 Jahre später, hat die Zahl der nichtärztlichen Psychoanalytiker die der ärztlichen in den meisten Gesellschaften der Internationalen Psychoanalytischen Vereinigung längst übertroffen. Das Bild der Psychoanalyse und des Psychoanalytikers hat viele Facetten bekommen.

Wenn wir heute mit einem Wuchern von Therapie- und Ausbildungsangeboten und mit der Verwässerung psychoanalytischer Erkenntnisse konfrontiert sind, versetzt uns das häufig zurück in die Pionierzeit der Psychoanalyse; damals brauchte man Mut, sich auf die Psychoanalyse, die sich erst etablierte, einzulassen; heute braucht man ihn, wenn man aufgrund ihres Wahrheitsgehalts ihre Komplexität, ihre Aufwendigkeit und ihre Unbequemlichkeit in Kauf nimmt und akzeptiert, dass Ungewissheit zu ihren Wesenszügen gehört.

Für diejenigen, die diesen Mut aufbringen, scheint er sich zu lohnen, wie wir sowohl aus der Nachfrage von Patienten als auch aus dem intellektuellen Interesse an der Psychoanalyse schließen können. Denn wie der Referent der Stadt Wien für die Förderung von Wissenschaft und Forschung Univ. Prof. Hubert Christian Ehalt anlässlich der Sigmund Freud Vorlesungen 2006 konstatierte: „Die Psychoanalyse hat die intellektuelle Kultur der vergangenen 100 Jahre lokal, national und international entscheidend geprägt. Kaum ein Kunstwerk der Zeit, das nicht wesentlich durch das von Freud generierte und reflektierte Wissen über die Bedeutung psychischer Faktoren und Entwicklungen geprägt wurde" (Diercks, Ch., Schlüter S.,2008, 15).

Der vorliegende Band befasst sich mit verschiedenen Aspekten der Verbreitung der Psychoanalyse von ihren Anfängen bis zur Gegenwart, und über diese hinaus.

Wilhelm Burian zeigt die Entwicklung der Wiener Psychoanalytischen Vereinigung von einem Geheimkommitee zu einer weltweiten Organisation, in der aber noch immer die ursprüngliche Tendenz zu einem „elitären Rückzug" eine gewisse Gefahr für die Weiterentwicklung der Psychoanalyse darstellt. Er weist auf die Einschränkungen hin, die durch die Abkapselung vom universitären Wissenschaftsbetrieb entstehen, und auf die Verstärkung von Idealisierung und Verfolgung in abgeschlossenen Gruppen. Dadurch war auch kaum eine ausreichende Aufarbeitung der traumatischen Ereignisse von 1938 möglich. Es gibt aber auch positive Tendenzen, die sich vor allem in der Wiedereröffnung des Wiener Psychoanalytischen Ambulatoriums und in der Gründung der Wiener Psychoanalytischen Akademie zeigten.

Rainer Gross skizziert zunächst in einem historischen Rückblick den intellektuellen Hintergund eines kultivierten Laien-Publikums jener Zeit, in der Freud (1895) seine „Studien über Hysterie" gemeinsam mit Josef Breuer publizierte, um dann in den folgenden Jahren durch dieses „pathogenetische Schlupfloch...seine ganze Theorie über die Hysterie einzufädeln" (Diercks Ch., Schlüter S., 2008, 17). E. T. A Hoffmann, Richard Wagner, Madame Bovary, Flaubert, F. v. Saar gehören zu diesem Hintergrund ebenso wie die dunkle Seite der ehrbaren Gesellschaft mit ihren sexuellen Perversionen und ihren Phantasien von aussaugenden Vampiren und entmachtenden Hypnotiseuren.

Die Anwendung der Psychoanalyse auf die Literatur führte dazu, dass einige von Freuds Schülern (Stekel, Rank, Sadger, Reik, Sachs) als „Libido-Spürhunde" und „wild gewordene Neurosensucher" bezeichnet wurden. Schriftsteller und Dichter reagierten auf die Beispiele angewandter Psychoanalyse ambivalent; jedenfalls unterzeichneten fast 200 von ihnen ein Gratulationsschreiben zu Freuds 80. Geburtstag, darunter Thomas Mann, Virginia Woolf, Stefan und Arnold Zweig, Hesse, Musil, Tucholsky und Rilke.

In den heutigen Vorstellungen über die Psychoanalyse und die Funktion des Psychoanalytikers wird dieser oft als jemand dargestellt, der eine helfende, heilende, authentische Beziehung anbietet, wodurch Identitätsprobleme gelöst werden sollten. Deutlich tritt dabei das Verlangen nach einer korrigierenden Erfahrung hervor: Gross wörtlich: „Boshaft formuliert: Wenn der Glanz im Mutterauge zu schwach war, so soll zumindest der Glanz im Therapeutenauge fast schon Flutlicht-Stärke haben." Diesen symbiotischen Wunschphantasien setzt Gross abschließend ein Stück moderner psychoanalytischer Theorie (Bion) entgegen.

Johann August Schülein geht von einer äußerst interessanten 1910 verfassten Arbeit eines Psychoanalytikers der ersten Generation, Sándor Ferenczi, aus und zeigt, was davon heute noch Gültigkeit hat. Schülein beschreibt die verschiedenen Entwicklungsphasen einer Institution innerhalb ihres sich ebenfalls weiterentwickelnden Umfelds und stellt differenziert die oft unvermeidlichen Risken dar, die sowohl in der notwendigen Reflexion als auch in ihrem Ausbleiben liegen. Sein Beitrag in dieser Publikation dokumentiert gleichsam unsere Erkenntnis, dass eine Öffnung in den universitären Bereich und ein Austausch zwischen der Psychoanalyse und ihren Nachbarwissenschaften der Mühe wert ist.

In meinen eigenen Beiträgen versuche ich den Widersprüchen nachzugehen, die sich in den Ängsten um den Fortbestand der Psychoanalyse von Anfang an zeigten und denen trotz aller bedrohlichen Prognosen und Schmähungen von Anfang an ein mehr oder weniger verstecktes fortdauerndes Interesse gegenübersteht. Diese heimliche Anziehung der Psychoanalyse hält die Entwicklung der Psychoanalyse und die Diskussion über sie in Gang und wurde bisher wohl zu wenig beachtet.

Ob sich die Sorgen um die Psychoanalyse in Freuds Bemerkungen über die „herrliche" Zeit seiner anfänglichen Isolierung oder aber in aktuelleren Visionen einer sogenannten „Krise" der Psychoanalyse zeigten – immer wieder tauchte das Bild einer Bedrohung auf, wie sie schon in Freuds Motto zu sehen ist, das er 1914 seiner „Geschichte der psychoanalytischen Bewegung" voranstellte: Fluctuat nec megitur – sie schwankt, aber sie sinkt nicht. Es ist zu fragen, ob es sich bei solchen Visionen nicht häufig um die nach außen gerichtete Projektion innerer Kämpfe zwischen Erkenntnis und Abwehr handelt. Winnicotts Konzept bezüglich einer Furcht vor Zusammenbruch würde dafür sprechen, dass wir manche unerträgliche Einsichten – wie die über die Begrenztheit unseres Wissens aufgrund unbewusster und unkontrollierbarer Vorgänge – lieber mit äußeren Ursachen verknüpfen als mit inneren und sie aufschieben, um uns – vielleicht – zu einem späteren Zeitpunkt in einem reiferen seelischen Zustand besser damit auseinandersetzen zu können. Entsprechend dem ursprünglichen Sinn des griechischen Wortes *krisis, wie es im Eid des Hippokrates verwendet wird*, könnte dann selbst aus der sogenannten ‚Krise' der Psychoanalyse eine gesunde Balance zwischen Selbst-Reflexion einerseits und dem Erkennen ihrer Grenzen andererseits werden.

Sylvia Zwettler-Otte, Wien 2009

Literatur

Diercks Ch., Schlüter S.: Sigmund-Freud Vorlesungen 2006. Die großen Krankengeschichten. Wien 2008
Freud S.: Zur Geschichte der psychoanalytischen Bewegung. 1914. GW 10
Kohon G.: No lost certainties to be recovered. London 1999
Tichy M., Zwettler-Otte S.: Freud in der Presse. Rezeption Sigmund Freuds und der Psychoanalyse in Österreich 1895–1938
Springer A.: Der weltanschauliche Streit um die Psychoanalyse, in: Bulletin. Zeitschrift der WPV, 3/1994

Wilhelm Burian

Verlassen wir den Elfenbeinturm?
Überlegungen zur Politik der Psychoanalyse

Die komplexe Beziehung zwischen der klinischen-psychotherapeutischen Tätigkeit und der wissenschaftlichen Arbeit von PsychoanalytikerInnen ist nicht einfach zu beschreiben. Soziologisch betrachtet ist die Arbeit von PsychoanalytikerInnen dem Typus des individuell arbeitenden Privatgelehrten sehr verwandt. Der berühmte österreichische Theaterschreiber Johann Nestroy hat über den Typus des Privatgelehrten treffend bemerkt: „Privatgelehrte, das sind diese rätselhaften Wissenschaftswesen, von denen man nicht weiß, kriegen s' deswegen keine Anstellung, weil sie zuwenig, oder weil sie zuviel wissen"(Nestroy, Der Talisman). Das mag zwar etwas böse klingen, aber es war sehr lange und ist mancherorts noch immer das öffentliche Verständnis von Psychoanalyse. Die Soziologie des Psychoanalytikers – behaupte ich – ist mit dem Typus des Privatgelehrten und der Zunft eng verbunden. Die organisatorische Wurzel liegt in der Abkapselung, der Distanz und Feindseligkeit psychoanalytischer Organisationen gegenüber der Universität und dem Wissenschaftsbetrieb. Ohne Zweifel hat das auch mit der Feindseligkeit traditioneller Wissenschaft und Konkurrenzdenken zu tun.

Es war lange ein Problem, das bis heute psychoanalytische Organisationen und Ausbildung belastet: muss sich die Psychoanalyse, um sich vor äußeren Gefahren zu schützen, ein Geheimkomitee geben oder ist der beste Schutz die wissenschaftliche Auseinandersetzung und die klinische Praxis der PsychoanalytikerInnen?

Historisch gesehen hatte nach der Trennung von Adler und den Schwierigkeiten mit C.G.Jung Jones 1912 eine Idee, die psychoanalytische Geschichte machte: Er wollte eine eng verbundene kleine Organisation von treuen Gefolgsleuten, ein geheimes Komitee, das sich um Freud scharen sollte. Die Mitglieder des Komitees sollten unter strengster Geheimhaltung zusammentreffen und die Grundpfeiler der psychoanalytischen Lehre überwachen helfen. Die Unsicherheit dieser ersten Analytikergeneration in einer feindseligen Umgebung erstaunt uns nicht, überraschend ist aber die einfältige Romantik der Proponenten.

Diese Haltung ist auch bis in die Gegenwart vertreten. Mark Rustin beschreibt die psychoanalytischen Organisationen als „Social Organisation of Secrets", da wegen der intimen Kenntnis persönlicher Daten eine besondere Verantwortung des Umgangs mit diesem Wissen notwendig ist. (Rustin 1991, Kernberg 1996). Es ist aber nicht nur notwendig, die psychoanalytische Arbeitssituation zu schützen, sondern es gab immer auch eine Tendenz, innere Widersprüche und Geheimnisse zu verschweigen oder gar zu verleugnen, eine starke Spannung zwischen Wissen und Nichtwissen (dürfen).

Dieses Thema spielt für alle psychoanalytischen Organisationen und im besonderen in unserer Vereinigung eine zentrale Rolle, und viele der aktuellen Konflikte berühren Geheimnisse, über die wir zwar Bescheid wissen und gleichzeitig nichts darüber wissen – ein Zustand des gleichzeitig Wissens und Nichtwissens. John Steiner hat diese ambivalente Haltung als eine Form des psychischen Rückzugs beschrieben, bei dem der Bezug zur Realität pervers ist. (Steiner 1985, 116)

1) Die psychoanalytische Organisation

Vielleicht verstehen wir unsere Problematik besser, wenn wir die Entwicklung der Psychoanalyse in Wien untersuchen.

Charakteristisch ist in der psychoanalytischen Organisation eine allgemeine Tendenz, die ich gerne den **elitären Rückzug** nenne und die historisch das zentrale Phänomen der mitteleuropäischen Gesellschaften, das Trauma von 1938 ausmacht.

Aus meiner Sicht beeinträchtigt diese Tendenz zum elitären Rückzug noch immer psychoanalytische Organisationen und ist als ein Teil unserer Krise hier besonders ausgeprägt. Ich möchte das am Beispiel der Ausbildung verdeutlichen: Die psychoanalytische Ausbildung ist notwendigerweise an die Lehranalyse und die Ausbildungsanalytiker gebunden. Wallerstein, Green, Kernberg und viele andere in der IPV diskutieren seit den achtziger Jahren das Problem der Macht der Lehranalytiker als "Hohepriester", ein Thema das schon Balint 1947 sehr kritisch erörtert hat (Balint 1969). Kernberg schreibt zu der Organisationsfrage recht treffend, dass es immer wieder zu Gruppenregressionen kommen muss, die sowohl die Kandidaten als auch die Lehranalytiker als Gruppe betreffen. Er bezeichnet als <Autoritarismus>, wenn die Machtausübung über die Zielsetzung der Ausbildungserfordernisse weit hinausgeht: "Idealisierungsprozesse und eine Atmosphäre der Verfolgung – Ausdruck der projektiven Handhabung der Aggression – sind unmittelbare, praktisch universelle Konsequenzen der Gruppenregression in psychoanalytischen Instituten. Diese Mechanismen sind Ausdruck der Spaltungsvorgänge, die Spaltung der Organisation in ein idealisiertes und in ein persekutorisches Objekt" (Kernberg 2001, S. 95). Diese Prozesse können nicht verhindert, aber unter bestimmten organisatorischen Voraussetzungen reduziert werden.

Polemisch gesagt, es gibt kein geheimes Komitee, das die Psychoanalyse vor ihren Feinden bewahrt, solche Komitees werden selbst der größte Feind der psychoanalytischen Entwicklung. Die psychoanalytische Theorie und Praxis ist seit 1912, der Zeit des geheimen Komitees, zu einer unglaublich komplexen und hochentwickelten Theorie geworden, aber es ist zutreffend, dass wir dazu tendieren, mehr Sekten als Denkschulen zu entwickeln, was zur Folge hat, dass wir mehr Doktrin als Theorie formulieren. Das können wir nur dann verändern, wenn wir unsere Theorien als Postulate verstehen, die erst zu beweisen wären, und nicht als Gesetze!

Eine tiefgreifende Erfahrung der Wiener Psychoanalytiker war die Zerstörung der Psychoanalyse 1938. Eine Erfahrung, die auf viele Generationen übertragen wurde. Das Trauma von 1938 ist nicht nur die Vertreibung der Psychoanalyse aus Wien, sondern vielmehr die Vertreibung und Vernichtung der Juden aus Wien, die Zerstörung einer weltoffenen und bürgerlichen Kultur. Nach 1945 wurde die Wiener Vereinigung unter größten Mühen wiedererrichtet. Die WPV sollte das Freudsche Erbe bewahren, konnte aber nicht auf eine lebendige Tradition zurückgreifen; sie lebte in einer verständnislosen Umwelt, die vormals entscheidend zu ihrer Vertreibung beitragen hatte. 1950 hatte die Vereinigung nur mehr einen Ausbildungskandidaten und die Stimmung wird mit Wintersteins (1950) melancholischem Brief an Glover spürbar: "Die einzige Tendenz, die ich in den letzten Jahren beobachte und die ich, seit ich Obmann bin, versuche, den Mitgliedern einzuschärfen, ist, sich in das Studium der Schriften Freuds zu vertiefen und neue Ideen mit größter Vorsicht zu prüfen". Das ist der Brief eines Eingeschlossenen, der kaum Hoffnung hat, das Leben wieder zurückzugewinnen.

Was wir bisher zuwenig berücksichtigt haben sind die Auswirkungen dieser Zerstörung auf die nachfolgenden Generationen. Über dieses Thema ist einiges geschrieben worden, oft polemisch und auch in Fraktionskämpfen instrumentalisiert. Darüber hinausgehend hat das Trauma von 1938 auch die psychoanalytische Organisation zur Erstarrung gebracht, indem die Fähigkeit zu trauern und zur Reflexion stillgelegt wurde (Brainin u.a.1993, Brainin 2005, Burian 2005).

Diese Entwicklung hat einen unübersehbaren Schaden angerichtet.

Das Trauma von 1938 hat zur Folge gehabt, dass nach 1945 die PsychoanalytikerInnen gezwungen waren, sich mit der Verfolgung zu identifizieren. Sie hat sich zwar noch immer erhaben gefühlt gegenüber anderen Gruppen, gleichzeitig aber war die Psychoanalyse entwertet worden und war knapp der Zerstörung entronnen. In allen Mitgliedern der Vereinigung hatte sich eine gemeinsame, demütigende Verletzung eingegraben. Die Wiener Vereinigung verarbeitet diese Beinahe-Vernichtung, indem sie dieses traumatische Ereignis in ihre ureigenste Identität einbezieht. Sie gibt diese mentale Repräsentation des Ereignisses – ebenso wie die damit verbundenen Gefühle von Schmerz und Scham und die Abwehr gegen die davon losgetretenen Konflikte – von einer Generation an die nächste weiter. Diese mentalen Repräsentanzen gleichen "psychischen Genen", die allen

Gruppenmitgliedern gemeinsam sind. Indem sie unsere psychischen Funktionen modifizieren und unser Denken betreffen, beeinflussen sie jede Generation in etwas anderer Weise. So haben die Psychoanalytiker praktisch bis zum Kongress 1971 in einer kleinen geschlossenen Gruppe gearbeitet. Durch den Zustrom der Studentenbewegung expandierte die Vereinigung in kurzer Zeit sehr rasch. Die alten Spielregeln der Rekonstruktionsphase konnten nicht mehr lange aufrechterhalten werden, intensivierten schwelende Gruppenkonflikte und stellten das tradierte Selbstverständnis vehement in Frage. Wir haben in mehreren Anläufen versucht, diese Geschichte in Bruchstücken zu reflektieren. Im offiziellen „Gedenk- und Bedenkjahr" 1988 veranstaltete die WPV eine Tagung mit dem Titel „Das Schweigen über die Vergangenheit. Psychoanalytische Auseinandersetzungen mit Politik und Vergangenheit". Unter dem Vorsitz von W. Berner wurde eine Arbeitsgruppe gebildet, die Gespräche mit den älteren Mitgliedern der WPV führte, um die Zeit nach 1946 zu dokumentieren. In Interviews wurde versucht, die Geschichte des Antisemitismus, der nationalsozialistischen Diktatur und den Wiederaufbau der WPV mit der persönlichen Geschichte der PsychoanalytikerInnen zu verbinden. Gertraud Diem (2005) hat das klägliche Scheitern dieses gutgemeinten Versuches dargestellt. Weitere Anläufe die Vergangenheit zu reflektieren gab es 1998 mit der Veranstaltung „90 Jahre WPV" und dann wieder 2003. Am gründlichsten war wohl die Tagung 2003 über die Vertreibung der Psychoanalyse aus Wien und über die Frage, welche Folgen dies für das psychoanalytische Leben hatte. Gleichzeitig blieb es in der WPV lange ein bekanntes „Geheimnis", dass drei wichtige Analytiker der Nachkriegsgeneration Mitglieder in NS Organisationen waren. Nur einer, nämlich Hans Strotzka, war bereit, sich der öffentlichen Diskussion über seine Vergangenheit zu stellen.

Wir müssen heute sagen, dass wir diese Folgewirkungen auf unsere Gruppe, auf die gesamte Institution, vernachlässigt haben. In der Organisation lebt das Trauma aber weiter. Die sich daraus ergebenden mentalen Repräsentanzen werden zum Kennzeichen unserer Identität und erklären gleichzeitig das ursprüngliche Ereignis. Wie wäre es sonst zu erklären, dass wir Psychoanalytiker zwar überzeugt sind, mit der psychoanalytischen Wissenschaft über eine produktive Methode zu verfügen, und gleichzeitig so unglaubliche Ängste vor der Öffentlichkeit haben, am liebsten in der Isolation blieben und viele von uns die Wissenschaft und die Universitäten meiden? Viele sprechen verächtlich über die berufspolitische öffentliche Arbeit, manche entwerten sie und überlassen sie zu oft unseren Gegnern (z.B. Brainin 2004). Gerade die geschmähten „Professionalisten" der Psychoanalyse in Wien haben die Anerkennung der Psychoanalyse zu einer gesetzlich anerkannten Therapiemethode geschafft, die es seit den neunziger Jahren ermöglicht, Psychoanalyse als Krankenbehandlung mit den Kassen abzurechnen.

Der jahrzehntelange Rückzug und diese feindselige Arroganz nach außen mussten früher oder später zusammenbrechen. In Wien hat sich der „Rückzug" mit einem sehr konservativen Freudianismus verbunden, der nicht von der Offenheit bestimmt war, sondern von dem Trauma der Vertreibung. Eine Gegenbewegung setzte ein.

Zwei weitere Entwicklungen beförderten diesen Trend. Das Psychotherapiegesetz von 1990 zwang die Psychoanalyse, sich mit anderen therapeutischen Verfahren auseinanderzusetzen und neue Verbündete zu suchen. Mit dem quantitativen Wachsen der Psychoanalyse in Wien hat sich eine neue Mehrheit durchsetzen können, die den Stillstand überwinden konnte und inhaltlich das internationale psychoanalytische Niveau wiederfand. In Wien sind heute praktisch alle psychoanalytischen Denkschulen der Moderne vertreten.

Diese neue Haltung manifestierte sich ganz deutlich mit der Wiedereröffnung des Wiener Psychoanalytischen Ambulatoriums 1998. Der Höhepunkt war aber die gemeinsam von der Wiener Vereinigung und dem Arbeitskreis für Psychoanalyse begründete Wiener Psychoanalytische Akademie. Diese betreibt nun seit zwei Jahren die öffentliche Veranstaltungsserie der „Sigmund Freud Vorlesungen", psychotherapeutische Ausbildung und Weiterbildung sowie Unternehmensberatung. Ein weiteres Indiz für neue Zeiten ist der Umstand, dass die Wiener Vereinigung und der Arbeitskreis für Psychoanalyse eine gemeinsame Arbeitsstätte gefunden haben, die auch die Wiener Psychoanalytischen Akademie beherbergt.

2) Diskussion wissenschaftlicher Konzepte

Wieweit beeinflussen neue wissenschaftliche Ergebnisse die Konzeptualisierung in der Psychoanalyse? Lassen Sie mich das an dem Beispiel der Säuglingsforschung zeigen, die natürlich keine neue klinischen Einsichten schafft, aber unser Verständnis des Säuglings verbessert und uns viel über die Gegenübertragung des Beobachters lehrt.

Freud selbst hat je nach Notwendigkeit sowohl die direkte Kindesbeobachtung in dem berühmten Spulbeispiel[1] als auch die Rekonstruktionen der psychoanalytischen Situation seinen klinischen Darlegungen dienstbar gemacht. Obwohl die psychoanalytisch angeleitete Direktbeobachtung kleiner und kleinster Kinder von Hermann (1936), Spitz (1950), Mahler (1975) bis heute von Emde (1994) und

---

1 Freud schildert, wie sein eineinhalbjähriger Enkel spielerisch den Wechsel zwischen An- und Abwesenheit seiner Mutter verarbeitete, indem er eine Holzspule immer wieder verschwinden ließ und sie wieder heranzog. (1920: Jenseits des Lustprinzips. GW XIII, S. 13–69)

Fonagy (1993) immer wieder aufgegriffen worden ist, blieb das Bild vom Säugling bzw. vom Kleinkind seltsamer Weise das eines mehr oder weniger passiven, undifferenzierten und seinen Trieben ausgelieferten Wesens.

Gegen diese wissenschaftlich immer weniger haltbare und einseitige Betrachtung wurde das Bild des "kompetenten Säugling" (Dornes 1993, Burian 1998) ins Spiel gebracht. Dagegen wurde wieder eingewendet, dass die psychoanalytische Entwicklungspsychologie nicht den tatsächlichen Verlauf der frühen Kindheit berichtet, sondern vielmehr die subjektiven Erfahrungen und Erinnerungen der Kindheit rekonstruiert. Eine solche Psychologie will genau genommen keine Objektivierung eines Wahrheitsgehaltes, sondern vielmehr die Kindheitserlebnisse unserer Patienten verstehen. Man könnte auch sagen, dass das psychoanalytische Verstehen erst durch die Deutung dem Patienten einen Sinn gibt, indem sie eine genetische Geschichte konstruiert.

Die subjektive Geschichte kann aber nicht die Entwicklungsgeschichte im engeren Sinn des Begriffes bilden. Auf diese Weise muss sich das "beobachtete Kind" vom "rekonstruierten Kind" unweigerlich entfernen.

Dies wird aber zu einem konzeptuellen Problem. Für die Psychoanalyse stellt sich die Frage, ob die klinische Nützlichkeit einer Interpretation vor die inhaltliche Richtigkeit einer bestimmten psychoanalytischen Annahme gestellt werden darf.

Zugespitzt formuliert würde das bedeuten, dass alle therapeutisch effektiven Interventionen, die aus den diversen und zum Teil widersprüchlichen psychoanalytischen Entwicklungspsychologien abgeleitet worden sind, gleichzeitig auch wahr sind. Dieses Vorgehen hätte zur Folge, dass eine rekonstruktiv verfahrende psychoanalytische Entwicklungspsychologie auf eine "Theorie der Kindheit als rekonstruierter Mythos" (Tress 1985) zurückgeworfen würde oder mit dem Status eines "spekulativen Modells" (Wolff 1996) sich von ihren Nachbardisziplinen noch weiter entfernen würde.

Auch Freud selbst hat die Psychoanalyse als Wissenschaft und als psychologische Theorie nicht nur auf das beschränkt, was einzig und allein durch die Verwendung der psychoanalytischen Methode zugängig ist.

Kernberg(1996) bekräftigt dies und kritisiert die Auffassung jener Psychoanalytiker, welche alle ihre Beobachtungen ausschließlich aus der psychoanalytischen Situation ableiten, und er erkennt keinen Widerspruch zwischen den Daten der Säuglingsbeobachtung und dem Wissen, dass aus dem psychoanalytischen Setting gewonnen worden ist.

In einer glänzenden Replik formuliert Fonagy(1996) die Rolle der Entwicklungsannahmen in der Definition der Psychoanalyse. Er beruft sich auf die fünf Kernannahmen des psychoanalytischen Modells, wie sie von Sandler und Joffe (1969) definiert worden sind:

1) Psychischer Determinismus,
2) das Lust-Unlust-Prinzip,
3) die Natur des biologischen Organismus,
4) das dynamisch Unbewusste und
5) die genetisch entwicklungsmäßigen Annahmen

Wir konzentrieren uns hier auf die genetischen und entwicklungsmäßigen Annahmen, die davon ausgehen, dass jedes Verhalten als Folge früher oder frühester infantiler Erfahrungen verstanden werden kann. Wir können von der Gültigkeit der Freudschen Annahme ausgehen, dass die Pathologie die Ontogenese rekapituliert (Freud 1905). Wir sind mit Fonagy auch der Auffassung dass Freud die Kinderbeobachtung als eine legitime Forschungsstrategie gesehen hat. Sein Bericht des ‚Fort-Da'-Spieles als Teil einer entwicklungsmäßigen Entsprechung des Wiederholungszwanges ist vielleicht eines der bekanntesten Beispiele (Freud 1920). Für Freud und wahrscheinlich alle späteren Psychoanalytiker können wir die schweigende Übereinstimmung eines Isomorphismus zwischen Pathologie und Entwicklung annehmen, welche bidirektionale kausale Rückschlüsse von der Kindheit zur Pathologie und vice versa gestattet.

Das Ziel der psychoanalytisch orientierten Säuglingsforschung ist es, die psychoanalytische Theorie mit Daten aus benachbarten Wissenschaften zu versorgen.

Die Beschäftigung mit der frühen Säuglingszeit ist ein Prozess, indem die subjektive Sicht mit eigenen Projektionen gespeist wird, und diese frühe nonverbale Phase lässt zugleich viel Raum für Spekulation. Fiala-Preinsperger(2008) hat diesen Gegensatz sehr treffend beschrieben: „Säuglingsforscher allerdings spekulieren nicht und versuchen alles durch Versuchsanordnungen dingfest zu machen. So wird das erste Lächeln nach der Geburt als bloßes Nervenzucken gesehen. Es ist noch keine Triebäußerung und heißt noch nicht, dass sich das Neugeborene tatsächlich den Eltern zuwendet. Dieser Zustand muss erst erreicht werden und ist nicht kausal zu erklären. Dieses Lächeln ist jedoch die physiologische Grundlage dafür, dass in Verschränkung mit einem adäquaten Objekt gleichsam Dyade, Triade und Trieb entstehen können. Für die Eltern besitzt das erste Lächeln eine unschätzbar nährende Bedeutung, indem das Neugeborene sie dadurch metaphorisch zu seinen Eltern macht" (Sabine Fiala-Preinsperger, Verhungern an der Brust, 2008)

3.) Soziologie der Wissenschaft

Die Psychoanalyse verfügt gegenwärtig nur über wenige Links zum Wissenschaftsbetrieb, weil sie lange durch die Mentalität des Geheimkomitees behindert wurde. Das gilt besonders für den deutschsprachigen Raum, wo nur einige wenige Verbindungen zur universitären Forschung bestehen. Es kommt noch hinzu, dass wissenschaftliche Arbeit und besonders ihre empirische Ausrichtung in der psychoanalytischen Organisation keinen hohen Stellenwert hat. Es überrascht uns nicht, dass in psychoanalytischen Organisationen viele reüssieren, die nicht wissenschaftlich arbeiten. Vielleicht liegt auch in dieser Angst vor dem Veröffentlichen eine Quelle des Hasses gegen den Wissenschaftsbetrieb.

Empirische Forschung kann in der psychoanalytischen Organisation nicht betrieben werden, sie ist auf die Reproduktion des psychoanalytischen Wissens hin orientiert. Die Psychoanalyse als Berufsorganisation verfügt gegenwärtig gar nicht über das Personal, geschweige denn über die sozialen Räume, wo Wissenschaft betrieben werden könnte. Etwas besser sieht es in Großbritannien und besonders in Frankreich aus, wo Psychoanalyse an der Universität stark vertreten ist und eine einflussreiche Funktion in der kulturellen Diskussion, Theoriebildung und Literatur, einnimmt. Die empirische Forschung ist aber auch dort ein Stiefkind geblieben, sieht man von Peter Fonagy und dem Research Comitee der IPA mit Sitz in London ab. Ein positives Beispiel dieser jüngeren Entwicklung ist der Forschungsband "An Open Door Review of Outcome Studies in Psychoanalysis" und Folgearbeiten, die den Aufschwung empirischer Forschungsarbeit in den letzten Jahren dokumentieren.

Manche glauben noch immer, dass die weitgehende Abwesenheit der Psychoanalyse an der Universität bloß eine historisch gewachsene Fehlentwicklung ist, die bei entsprechender Bewusstseinsbildung voluntaristisch korrigierbar wäre. Wahrscheinlich gibt es aber noch eine zutreffendere Erklärung dafür.

Johannes Schülein hat in seiner erkenntnistheoretischen Studie zur "Logik der Psychoanalyse" auf die grundlegende Problemstellung hingewiesen. "Psychoanalyse ist...eine konnotative Theorie, die versucht, die spezifische Komplexität der autopoietischen Struktur und Dynamik psychischer Prozesse zu erfassen"(S. 399). Es ist daher nicht sinnvoll, von der Psychoanalyse zu verlangen, eine denotative Theorie zu sein, welche direkt überprüft und beurteilt werden könnte. Konnotative Theorien wie die Psychoanalyse bleiben ihrer spezifischen Logik wegen praxisgebunden, sie sind nicht unabhängig von ihrer Anwendung und werden in ihrer Anwendung immer wieder neu konstituiert und verändert. Das bedeutet vor allem, dass sie wesentlich von ihrem reproduktiven Prozess, nämlich ihrer Funktionsweise als Institution abhängig sind. „Aus dieser Perspektive stellt sich die Psychoanalyse dar als eine vorrangig ... berufsständisch strukturierte Institution. Was sich dadurch gehalten hat, sind "Zunftstrukturen", die sich mit genealogischen Beziehungsmustern mischen"(S. 402). Dadurch hat sie eine hohe interne Kommunikation und externe Stabilisierung von labilen Kontakten, was angesichts der internen Heterogenität sehr wichtig ist. "Nachteilig sind jedoch die Zentrierung nach innen und die Reduzierung der Außenkontakte".

Zugleich wird das eigene Paradigma sehr hoch eingeschätzt, was hinsichtlich der spezifischen Leistungsfähigkeit der Psychoanalyse angemessen erscheint – und vermutlich auch nötig ist, um die schweren Belastungen und Kränkungen der Arbeit auszuhalten. "Allerdings ergibt sich dadurch eine erhebliche Differenz zw. Selbst- und Fremdeinschätzungen – sowohl intern als auch zwischen Innen und Außen... Die Hochschätzung der eigenen Kompetenz mischt sich daher mit einem hohen Maß an Unsicherheit, um nicht zu sagen: Ängstlichkeit"(Schülein, S. 403)

Für die theoretische Entwicklung bedeutet dies, es gibt keine systematische Theoriearbeit, und sie ist "strukturell amateurhaft".

Selbstgenügsamkeit und Abgrenzung bewirken einen mangelhaften Austausch, der in der Vergangenheit zur Isolation geführt hat. Die Theorieentwicklung wurde nicht systematisch betrieben und förderte die Diskrepanz zwischen dem Potential der Theorie und der Fähigkeit, sie zu realisieren.

Das heißt, wir Psychoanalytiker müssen unsere wissenschaftliche Verarbeitung und den Anschluss an andere Wissenschaften verbessern, unser Problem ist nicht die unvermeidliche Singularität, sondern die gewachsene Isolation. Allgemein gesagt muss die die Politik des "management by ignorance" – bislang die dominante Strategie – durch gezielte Investition und Förderung ersetzt werden. Theorie darf keine Privatangelegenheit von Psychoanalytikern bleiben. Wir benötigen soziale Orte, wo Theorie betrieben werden kann. Die Sigmund-Freud-Vorlesungen und die Wiener Psychoanalytische Akademie sind große Schritte in diese Richtung.

(Dieser Aufsatz bezieht sich auf Gedanken, die schon in Vorträgen 1998 und 2003 vorgestellt worden sind)

Literatur

Balint M., Über das psychoanalytische Ausbildungssystem, in Balint M., Die Urformen der Liebe und die Technik der Psychoanalyse, Frankfurt 1969

Brainin E., Ligeti V., Teicher S., (1993)Vom Gedanken zur Tat (Zur Psychoanalyse des Antisemitismus), Frankfurt

Brainin E., „Kritischen Glosse", Luzifer-Amor (Zeitschrift zur Geschichte der Psychoanalyse) Heft 31, 2004

Burian W., Offener Brief zur <Kritischen Glosse>, WPV intern, 2005
Burian W. (Hg): Der beobachtete und der rekonstruierte Säugling, Göttingen 1998
Dornes M., (1993): Der kompetente Säugling, Frankfurt.
Fiala-Preinsperger, Sabine (2008): Verhungern an der Brust, Anna Freud Vorlesung 2008, Wien.
Fonagy P., (1993): Psychoanalyse and empirical approaches: can they be usefully integrated ?, J.Royal Soc. Med., 86: 577–581.
Fonagy P., (1996) : Commentary <Irrelevance of Infant Observation>, J.Am.Psychoanalyse. Ass. 44: 404–422.
Fonagy P. (2002): An Open Door Review of Outcome Studies in Psychoanalysis, London, International Psychoanalytical Association, 2002
Freud S., (1905): Drei Abhandlungen zur Sexualtheorie, GWV, Frankfurt
Freud S., (192o): Jenseits des Lustprinzips, GW XIII, Frankfurt
Friedell E., (1985) Nestroy für Minuten, Frankfurt
Hermann I., (1936): Clinging-Going-in.Search,Psychoanalyse. Quarterly, 45: 5–36.
Kernberg O., (1996): Haß als zentraler Affekt der Aggression,Z.f. psychosom. M ed.u.Psychoanalyse,421:281–305.
Kernberg, O., (2001) Eine besorgt-kritische Untersuchung der psychoanalytischen Ausbildung, in: Kernberg O., Affekt, Objekt, Übertragung, Gießen 2001
Mahler M. Pine F.,Berman A. (1975): The psychological birth of the human infant. New York.,
Sandler J. und Joffe W.G., (1969): Towards a basic psychoanalytic model. Int.J.Psychoanalyse., 50: 79–90.
Sandler J., Holder A. u.a. (1997): Freud's Models of the Mind. London
Schülein J.A., (1999) Die Logik der Psychoanalyse (Eine erkenntnistheoretische Studie), Gießen
Spitz R., (1950): Vom Säugling zum Kleinkind, Stuttgart 1956.
Steiner John (1993): Two types of pathological organization in Oedipus the King and Oedipus at Colonos, in: Psychic Retreats, London, Routledge
Tress W.,(1985): Psychoanalyse als Wissenschaft, Psyche 39: 385–412.
Winterstein A.(1950), Brief an Glover E., in: Huber W., Psychoanalyse in Österreich seit 1933, Wien 1977
Wolff P.H.,(1996): The Irrelevance of Infant Observation for Psychoanalyse,J. Am.Psychoanalyse. Ass.: 369–388.

Rainer Gross

„Geschichten: Immer traurig, teilweise sehr hübsch ..."
Die Figur der Hysterikerin in der (Populär-) Kultur des Fin de Siecle[1]

In dieser Arbeit versuche ich, den „Erwartungshorizont" eines gebildeten Laienpublikums zu beleuchten als Hintergrund für die Rezeption der Psychoanalyse, deren Vorläufer Sigmund Freuds „Studien zur Hysterie" (1895) waren und die 1900 einen ersten Höhepunkt erreichte mit dem Erscheinen seiner „Traumdeutung".

In einem Streifzug durch die Populärkultur des 19. Jahrhunderts sollen auch die romantischen Anteile und Vorläufer des aufklärerischen Projektes der Psychoanalyse deutlich werden.

Zu Beginn des 19. Jahrhunderts hatte die Aufklärung, die Vernunft gesiegt:

Sowohl politisch in der französischen Revolution als auch philosophisch, in einer wissenschaftlichen „Entzauberung der Welt" inkl. Relativierung der Religion.

Das Unbehagen an einer so vernünftigen, aber auch kalten Welt artikuliert sich in der Geisteshaltung der Romantik (hier nicht in literaturwissenschaftlichen Sinn verstanden, sondern ideengeschichtlich als Geisteshaltung und Gegengewicht zur kühlen Aufklärung.)

Die Romantiker proklamierten den Vorrang des Gefühls vor der Vernunft, des einzigartigen Individuums vor der Gesellschaft und deren universellen Gesetzen. Sie stellten den Traum und die Poesie über die Wirklichkeit, auch (erstmals in der Geistesgeschichte) die Kunst über das Leben. Mit großer Geste erklärten sich also erstmals die Künstler zuständig für Fragen der Seele – als Nachfolger der Theologen und Vorgänger der Psychotherapeuten.

Die innere Haltung, der Ausdruck des eigenen Willens wurden glorifiziert (in unserer heutigen Sprache: „Selbstverwirklichung").

Der Begriff der „Natur" wurde gleichgesetzt mit einer inneren Natur des Menschen und einer Suche nach den verborgenen Botschaften dieser Psyche. So kamen auch die dunklen „Nachtseiten" der Seele ins Zentrum inkl. des Unbewussten:

Als einer der Exponenten der „romantischen Medizin" erklärte Carl Gustav Carus:

---

[1] Eine frühere Version dieser Arbeit erschien 2007 im ‚Werkblatt. Psychoanalyse und Gesellschaftskritik', hg A. Ellensohn, K. Fallend, Heft 2/24, 31–28.

Der Schlüssel zur Erkenntnis vom Wesen des bewussten Seelenlebens liegt in der Region des Unbewusstseins. (1846, in: Ellenberger 1985, S. 293)

In der Literatur finden wir Geschöpfe dieses Unbewussten als unheimliche Doppelgänger (zB bei E.T.A. Hoffmann). Dunkle, dämonisch-verbrecherische „schuldlos schuldig gewordene" Helden, die edlen Räuber und düsteren Verführer wurden gefeiert.

Ein Mann verkörperte durch seine Dichtung, aber noch mehr durch sein Leben als dunkel-schillerndes Gesamtkunstwerk diese Geisteshaltung so perfekt, dass sein Name Synonym für „romantisches Leben" wurde:

George Gordon Lord Byron war die Inkarnation der Romantik, „Byronismus" für viele tausende junge Männer und Frauen in ganz Europa ästhetisches und auch politisches Programm.

Hier ging es nicht nur um Literatur sondern um ein Lebensgefühl (vielleicht analog zur „Flower Power"-Kultur der Hippies.)

Byron schwebte als Ikone, als attraktive Kreuzung zwischen Jim Morrison und Che Guevara über dieser Epoche. Sein Ausleben einer „freien Sexualität" inklusiver homosexueller Eskapaden und Inzest mit der Halbschwester und sein romantischer früher Heldentod im Kampf um ein freies Griechenland machten ihn auch für jene unsterblich, die keine Zeile von ihm gelesen hatten.

Byron inszenierte auch eine „Schlüsselszene" für unser heutiges Thema:

16.06.1816: Eine stürmisch-gewittrige Sommernacht am Genfer See, anwesend waren Byron, sein Freund Shelley mit seiner Frau Mary Shelley sowie Byrons Arzt William Polidori. Man erzählte einander Geistergeschichten und gruselte sich wohlig, vorm Schlafengehen schlug Byron vor, dass jeder am nächsten Tag eine Geschichte darüber schreiben sollte, was er/sie in dieser Nacht geträumt hatte. Ergebnis: Mary Shelley schrieb „Frankenstein", massiv beeinflusst durch die damalige Faszination vom „tierischen Magnetismus" und Mesmerismus.

Die nachhaltigste Wirkungsgeschichte von den Fragmenten dieser Nacht hatte das literarisch schlichteste Produkt: Polidoris „Der Vampir", 1819 erschienen und irrtümlich Byron selbst zugeschrieben. (Von Goethe wurde es als eines der besten Werke George Byrons bezeichnet ...)

Der vampirische Held dieser Geschichte ist Lord Ruthven, damals allgemein als Selbstbild Byrons betrachtet.

Die Gestalten der schwarzen Romantik sind hier schon vertreten: Dr. Frankensteins Geschöpf, Doppelgänger, Vampire. Allerdings sind die dunklen Persönlichkeitsanteile noch abgespalten in eben diese Monstren. Auch die Trennung zwischen dämonisch-schurkischen männlichen Helden und zarten, unschuldigen Jungfrauen bleibt noch aufrecht. (Im Anschluss an die Schauer-Romane des ausgehenden 18. Jahrhunderts: femme fragile.)

Die Grenze zwischen Gut und Böse verlief also noch parallel zur Geschlechter-Grenze!

Diese romantische Bewegung verdämmerte allmählich, in Österreich und Deutschland vor allem durch die politische Unterdrückung nach 1815, im gesamten Europa überholt und schon anachronistisch geworden vor allem durch den wissenschaftlich-industriellen Fortschritt in der zweiten Hälfte des 19. Jahrhunderts:

Ein grandioser materieller Aufschwung durch verschiedenste technische Errungenschaften und Erfindungen führte zu einem starken Fortschrittsglauben, die Wissenschaft hatte die Religion ersetzt. Man war überzeugt, dass die Lösung der verbleibenden Rätsel der Natur und des Menschen nur eine Frage der Zeit war. (Spiegel dieser Geisteshaltung sind die Romane von Jules Verne.)

Parallel dazu aber gab es ein diffuses, jedoch deutliches Unbehagen an dieser bürgerlichen Erfolgsgeschichte. Es ist zu spüren in den großen realistischen Romanen der zweiten Jahrhunderthälfte: So sind z.B. Flauberts „Madame Bovary", später Tolstois „Anna Karenina" und Fontanes „Effi Briest" auch zu lesen als Ausdruck einer ziellosen, aber intensiven Sehnsucht der Frauen. In jedem dieser Roman-Monumente stirbt ja eine Frau – nicht nur am Ehebruch, sondern an der Unerfüllbarkeit ihrer Sehnsucht.

Das Ideal der romantischen Liebe war also noch lebendig und sichtlich mit der bürgerlichen Ehe nicht zu vereinen (besonders dann, wenn es eine „arrangierte" Ehe war.)

Die Musik (der Soundtrack) zu dieser Sehnsucht:

Richard Wagner, speziell sein „Tristan und Isolde", von Robert Musil sehr treffend als „Rückenmarksmusik" bezeichnet (also unter Umgehung des Großhirns und der Vernunft.) Hier gab es kein Happy End mehr, die „wirkliche Liebe" konnte nur zum – bestenfalls gemeinsamen – Tod führen.

„Madame Bovary" sorgte beim Erscheinen 1856 für einen Skandal. Seither sind hunderte Texte über diesen Roman und die Hysterie seiner Heldin erschienen, über ihren „Tod durch Tagträumen", ihr Hineingleiten in eine Phantasiewelt durch provinzielles Unglück und unmäßige Lektüre von „hysterisierenden" Liebesromanen (vgl. Sodrè, I. 1999, 48–63).

Auch die Selbstdefinition Flauberts als Hysteriker ist allgemein bekannt:

Ohne jeden Anlass verspüre ich ein Herzflattern, bei einem alten Hysteriker wie mir nur allzu verständlich. Denn ich behaupte, dass Männer genauso gut Hysteriker sein können wie Frauen und dass ich einer bin. (Brief an George Sand, 12.01.1867).

Dies schrieb Flaubert noch vor den glorreichen Jahren Charcots an der Salpetrière. Sowohl für Mediziner als auch für Künstler war damals die Existenz der männlichen Hysterie sehr wohl bekannt, öffentlich demonstriert, publiziert und auch rezipiert wurde aber fast ausschließlich die Hysterie der Frau.

Auch Sigmund Freud schrieb 1897 ironisch an Wilhelm Fließ:
Der Hauptpatient, der mich beschäftigt, bin ich selbst. Meine kleine, aber durch die Arbeit sehr gehobene Hysterie hat sich ein Stück weiter gelöst. Anderes steckt noch...
(S. Freud an W. Fließ, 14.08.1897).

Weniger gelassen berichtet ein Wiener Schriftsteller von seinen nervösen Symptomen:
Ich bin eben nervenkrank geworden – war es vielleicht schon längere Zeit, ohne es zu wissen. Der Arzt sagt: Die Sache sei undefinierbar, wenn auch augenscheinlich ungefährlich, da sämtliche Organe gesund sind. Aber nervenleidend bin ich einmal, das fühle ich ...

Das schrieb Ferdinand von Saar am 27.2.1890 aus einer Heilanstalt. (Das hässliche „HY-Wort" wird hier nicht erwähnt.)

Zwei Jahre später (1892) beschrieb er in der Erzählung „Geschichte eines Wiener Kindes" aus der Position des distanziert-souveränen Erzählers das hysterische Elend einer Frau, die sich erdreistet hatte, als Schriftstellerin mit dem Erzähler konkurrieren zu wollen:
Elsa lag weit zurückgelehnt in dem niederen Fauteuil. Sie war bleich und ein hastiges, gleichmäßiges Zucken erschütterte ihren Leib. Plötzlich stieß sie einen durchdringenden Schrei aus.

Nach diesem Anfall wird im Text „nach Dr. Breuer gerufen". (Kleines Rätsel für Psychoanalyse-HistorikerInnen: Woher wusste F. von Saar bereits 1892 von Breuers Interesse an Hysterie? Die erste „vorläufige Mitteilung ..." erschien ja erst 1893? Zwar gab es den Artikel von Freud im medizinischen Handbuch von Villarete aus 1888, den F. von Saar wohl kaum kannte. Sichtlich aber kursierten Tratschereien über die Behandlung der Berta Pappenheim aus 1881/82?)

Aber auch Frauen konnten sich ihre hysterischen Symptome im literarischen „Duell" gegen einen Mann vom Leib schreiben.

Zumindest im Urteil der literarischen und feministischen Nachwelt hat Charlotte Gilman Perkins eindeutig die besseren Karten als der Arzt und Dichter Weir Mitchell aus Philadelphia, der sie um 1890 wegen einer hysterischen Nervenkrise mit seiner berühmten „Mitchell-Mastkur" behandelte.

Laut einer Rezension eines gewissen Sigmund Freud bestand diese Mitchell-Kur aus einer Kombination von Bettruhe, Isolierung, Überfütterung, Massage und Elektrizität. So Freud 1887 anlässlich der deutschen Übersetzung des Buches von Mitchell. Mitchell's Originaltitel von 1877: „Fat and Blood and how to make them".

(Freud selbst wandte diese Kur oder zumindest Teile davon in Kombination mit der Breuer'schen karthartischen Methode an, mit wechselndem Erfolg ...) In

Mitchells Buch wurde empfohlen, zumindest 6 Wochen ruhig im Bett zu liegen, viel und nährstoffreiches Essen und Trinken, Lesen und Schreiben war ebenso wie Bewegung strikt verboten!

Seine Patientin Perkins dürfte sich an diese Anordnungen nicht gehalten haben. Zumindest die Protagonistin ihrer Erzählung „Die gelbe Tapete" von 1892 tut es nicht:

Durch ihre soziale Isolierung im Rahmen ihrer Ruhekur verliert die Patientin, eine Arztensgattin in ihrem Landhaus, langsam den Verstand. Sie halluziniert Frauen, die hinter der gelben Jugendstiltapete ihres Schlafzimmers gefangen sind. Psychotisch geworden verbarrikadiert sie sich in ihrem Zimmer, als ihr Mann sich schließlich einen Weg zu ihr bahnt, kriecht sie am Boden, triumphiert aber: „Endlich bin ich herausgekommen (...) und ich habe die Tapete abgerissen, jetzt könnt ihr mich nicht wieder hineinstecken!"

Dies wurde eine Lieblingserzählung der feministischen Literaturwissenschaftlerinnen.

Dadurch, dass sie ihre Symptome zur Sprache bringen bzw. schreiben kann, muss Perkins eben nicht mehr hysterisch-psychotisch leiden wie ihre Heldin. Ein Exemplar der Erzählung schickte sie an ihren Arzt Mitchell, damit er seine Hysterie-Therapie künftig überdenken möge. Ob er dies auch tat, ist nicht gesichert. Zumindest dürfte Perkins alle seine Ängste vor gleichberechtigten Frauen bekräftigt haben.

Mitchell schrieb nämlich schon 1888:

Wenn die Frau mit dem Mann gleichgestellt zu sein wünscht, sät das zwangsläufig Zwietracht. Sie ist physiologisch vom Manne verschieden! Mitchell, 1888, in: Showalter, S. 77.

Differenzierter bzw. vor allem ambivalenter auch in dieser Frage Sigmund Freud: Im November 1883 schrieb er seiner Verlobten Martha Bernays, dass er einen Essay von John Stuart Mill und dessen Gattin über die Unterdrückung der Frauen übersetzt hätte. Er machte ihr aber sofort klar, dass er dessen Positionen bezüglich Gleichberechtigung nicht teile und dass Mills Gedanke, „die Frauen in den Kampf ums Dasein zu schicken" töricht sei, ganz besonders für sein „zartes, liebes Mädchen"... (Freud, Brautbriefe, S. 63 ff.)

Die Hysterikerin ist sogar doppelt verschieden vom Manne: Sie bietet zwei Varianten dieser Differenz: Einerseits ist sie schwächer als er, ein Opfer (dies war ja für Männer noch aushaltbar bzw. sogar gewünscht). Wenn aber im hysterischen Anfall oder Delir sich diese Differenz als fast dämonische Bedrohung darstellte, wich das Mitleid der Männer schnell, die Heilungsversuche wurden zur Disziplinierung.

Hier dürfte einer der Gründe für das zahlreiche Auftreten von HysterikerInnen in der Literatur des ausgehenden 19. Jahrhunderts liegen:

Die Hysterikerin oszilliert wie eine Kippfigur zwischen dem armen, hilflosen Opfer und dem rasend-entfesselten Dämon, zwischen der „Femme fragile" und der „Femme fatale", deren Verkörperungen als Salome, Sphinx und „große Göttin" das Zeitalter oder zumindest die Ängste der Männer in diesem Zeitalter dominierten. Diese faszinierend-bedrohlichen Frauenfiguren beherrschen auch die Bilder von Gustave Moreau und des jungen Klimt.

(Auch Anna O. wird von Breuer in ihrem „Normalzustand" fast idealisierend als aufopfernde, hochintelligente und moralische junge Frau geschildert. Wenn aber der „zweite Zustand" über sie kam, konnte sie durchaus böse und bedrohlich werden ...)

Gegen Ende des Jahrhunderts tauchen also immer häufiger bedrohliche Figuren der Weiblichkeit auf wie Vampirinnen, Besessene und eben Hysterikerinnen. Anfangs nähern sich ihnen die Männer als Retter oder „Bändiger". In vielen damaligen Texten beginnen aber die bürgerlichen „Leitdifferenzen" von stark/schwach sowie Täter/Opfer zu flimmern, die Männer sind diesen Frauen (und wohl auch ihren eigenen sexuellen Phantasien) hilflos ausgeliefert. (Bsp.: Der Pfarrer in Camille Lemonniers „Die Hysterikerin" aus 1894 sollte die hysterische Begine auf den rechten Weg zurückbringen, verliebte sich aber und schwängerte sie – schreckliches Ende für beide.)

Die Kultur des Fin de Siecle ist fasziniert von den „Nachtseiten" der ehrbaren Viktorianer: sexuelle Perversionen (Sacher-Masoch, 1870: „Venus im Pelz"), grandiose Tableaus von Dekadenz und Wollust, eine Feier der dunklen Triebe unter der dünnen Schicht von Rationalität und Fortschritt. Schon damals wurde dies mit Besorgnis gesehen: Max Nordau donnerte bereits 1892 gegen diese Dekadenz-Bewegung: „Entartung"!

Diese Faszination durch das morbid-dämonischen Irrationale brachte die Hypnose als „Heilmittel" und Beherrschungs-Technik gegen solche dunklen Kräfte wieder in Mode, sowohl im Variete und der Trivialkultur als auch in der Wissenschaft.

So war ganz Wien 1880 bezaubert von den Auftritten des Hypnotiseurs Hansen im Burgtheater. Angeblich spielten damals die Kinder am Schulhof „Hypnotisieren" miteinander (vgl. Ellenberger H., 1979, S. 118).

Nicht nur die Kinder: Ein junger Medizinstudent notierte in seinem Tagebuch:
Nach Hause gekommen (...) phantasierte ich auf dem Piano und spielte mit meinem Bruder, den ich vergebens zu hypnotisieren versuchte, Schach (Arthur Schnitzler, Tagebücher, 13.02.1880).

Später in Schnitzlers „Anatol" ist der Held zwar bei der Hypnose seiner Geliebten teilweise erfolgreich, prophezeit aber dem Freund Max: Dies seien nur Spielereien, wirklich interessant seien die späteren wissenschaftlichen Anwendungen ...

Hansens Auftritte überzeugten auch den Studenten Sigmund Freud von der Macht der Hypnose, die auch er später durchaus als „Macht-Technik" begriff.
... war die Arbeit mit der Hypnose wirklich verführerisch. Man hatte zum ersten Mal das Gefühl seiner Ohnmacht überwunden, der Ruf des Wundertäters war sehr schmeichelhaft (Freud 1925 (GW XIV/S41) – also über 30 Jahre später!

Im vertraut-kollegialen Gespräch an einem heißen Sommerabend im Juli 1883 erfuhr Freud von Josef Breuer, dass man die Hypnose auch für ganz andere Zwecke benutzen konnte als Hansen oder auch Charcot in Paris.

(Breuer berichtete ihm über seine Behandlung der Bertha Pappenheim.)

Im Winter 1885 versuchte Freud, den von ihm damals sehr verehrten Charcot in Paris für diese „kathartische Methode" des Erzählens unter Hypnose zu interessieren, allerdings ohne Erfolg. Während Charcot die Hypnose für imposante visuelle Theater-Bilder einsetzt, für Szenen von Bemeisterung und Herrschaft des Wissenschaftlers über seine „Versuchspersonen", hatte Breuer ganz im Gegenteil dazu nicht auf die Schau-Werte und das öffentliche Theater der Hypnose gesetzt. Statt des herrischen Blicks eines Charcot gab es bei ihm ein geduldiges Zuhören, das zum ersten Mal nicht nur hysterische Szenen vorführen (und beherrschen) wollte, sondern nach den Geschichten fragte. Bei ihm und später bei Freud geht es nicht mehr um Schaukultur und diagnostische Finessen, sondern um Erzählungen, Auto-Biografien von Leidenden, verstörten Frauen. Also die Bewegung vom Zuschauen zum Zuhören, vom Foto zum Text! Eine Wendung auch vom öffentlichen Theater zum „Privattheater" – zur intimen Zweierbeziehung Arzt/Patientin, die zu vielerlei Phantasien einlud. (Auch die große soziale Kluft zwischen dem „Napoleon der Neurosen" Charcot und seinen PatientInnen aus der Unterschicht kontrastiert mit den Wiener Ärzten, die derselben Gesellschaftsschicht wie ihre – oft sogar sozial über ihnen stehenden – PatientInnen angehörten.)

Bei dieser Faszination von der Allmacht des Hypnotiseurs über eine willenlos-hilflose Frau ist es kein Zufall, dass der angeblich meistverkaufte Roman des 19. Jahrhunderts die Geschichte eines dämonischen Hypnotiseurs und seines unschuldigen Geschöpfes erzählt: 1894 erschien „Trilby" von George du Maurier. (Es gab damals eine „Trilby- Mania" mit hunderttausenden verkaufter Exemplare in wenigen Monaten. Der Erfolg war sichtlich vergleichbar mit „Harry Potter" oder dem „Da Vinci Code". Es gab auch schon „Merchandising" mit Trilby-Eiscrème und Trilby- Schuhen, ein weicher Filzhut heißt im Englischen heute noch „Trilby".)

Ein Freund des Autors, Henry James, bringt diese Mischung aus Pygmalion-Mythos und Hypnose-Roman lakonisch auf den Punkt:

Das Mädchen Trilby wird hypnotisiert und zum Singen gebracht durch einen kleinen fremden Juden mit mesmerischen Kräften und unbegrenztem Gefühl.

(In: A. Phillips/Equals, S. 176 F)

Der abstoßend-unwiderstehliche Hypnotiseur Svengali (der im Roman aus Österreich nach Paris kommt!) ist im Angelsächsischen lange sprichwörtlich geblieben als Bezeichnung für einen dämonisch-verführerischen Scharlatan. Er macht die junge Trilby zur weltberühmten Sängerin, allerdings kann sie nur unter seiner Hypnose singen, erinnert sich später im Wachzustand nicht an ihre Triumphe. Als er stirbt, muss sie ihm bald ins Grab folgen. (Trilby belegt auch die intensive Wirkung Charcots auf die Künstler seiner Zeit.)

Die Unterwerfung des Willens der hypnotisierten Frau durch den allmächtigen Mann war nahe daran, ein Modell für jede intensive menschliche Beziehung zu werden:

So schrieb Freud 1890:

... eine solche Gläubigkeit, wie sie der Hypnotisierte für seinen Hypnotiseur bereit hat, findet sich außer der Hypnose im wirklichen Leben nur beim Kinde gegen die geliebten Eltern, eine derartige Einstellung des eigenen Seelenlebens auf das einer anderen Person mit ähnlicher Unterwerfung hat ein einziges (...) Gegenstück in manchen Liebesverhältnissen in voller Hingebung. Das Zusammentreffen von Alleinschätzung und gläubigem Gehorsam gehört überhaupt zur Kennzeichnung des Liebens. S. Freud/GW V, S. 307.

Die Hypnose war wirklich überall zu finden: Gustave le Bon setzte 1895 in seiner „Psychologie der Massen" den Führer der Masse mit dem Hypnotiseur und die willige Masse mit der hypnotisierten Frau gleich. Le Bon blieb als Theoretiker einflussreich bis weit ins 20. Jahrhundert, wurde auch von Adolf Hitler empfohlen. Du Maurier's Trilby ist heute längst vergessen. (Bekannter allerdings seine Enkelin Daphne Du Maurier als Autorin von „Rebecca".)

Der nächste viktorianische Bestseller von 1897 allerdings brachte die Kombination von Hypnose mit blutigem Körperkontakt: Bram Stoker/Dracula!

Die Parallele zwischen dem Handeln des Vampirs und dem des Hypnotiseurs war für die Zeitgenossen völlig evident: Stoker bezieht sich in seinem Roman ebenso auf Charcot und die Hypnose wie z.B. Maupassant in seiner Vampir-Erzählung L'Horla.

Bram Stoker's „Magnum opus" gilt bis heute als der Vampir-Roman schlechthin:

Sein erster Kunstgriff bestand darin, Dracula mit der historischen Figur des Vlad Tepes zwar konkret zu lokalisieren, gleichzeitig aber in einem dunklen, archaischen Transsylvanien anzusiedeln (als Kontrastfolie zum rational-aufgeklärten British Empire des Industriekapitalismus).

Außerdem führte er den positiv allmächtigen Gegenpart mit Prof. van Helsing ein. (Dieser wird mit allen Insignien der Wissenschaft vorgestellt, beruft sich unter anderem auf Charcot, verlangt aber von seinen Helfern absoluten Glauben und Unterdrückung ihrer rationalen Zweifel für das „Endziel" der Ausrottung des Bösen.) In einer dramatischen Gegen-Hypnose gewinnt er den Kampf um die Seele Minas, die zuvor von Dracula hypnotisiert und zum Vampir gemacht worden war. (Duell des „weißen" mit dem „schwarzen" Magier.) Nach der grandiosen Schilderung von Draculas Macht in den Anfangskapiteln überwiegt am Ende fast das Mitleid mit dem gehetzten Blutsauger, der mit aller technischen Übermacht schließlich zur Strecke gebracht wird. George W. Bush könnte sich sicher unschwer mit van Helsing identifizieren im Kampf gegen das Reich des Bösen!

Sicher nicht im Sinne von George W. Bush eine andere damalige Verwendung der Vampir-Metapher:

Das Kapital ist verstorbene Arbeit, die sich nur vampirmäßig belebt durch Einsaugung lebendiger Arbeit und umso mehr lebt, je mehr sie davon einsaugt (Karl Marx, zitiert nach G. Seeßlen, 1979).

Sogar Ökonomen verwendeten also die Figur des Vampirs zur Erzeugung von Schrecken. Der Vampir-Mythos funktioniert auf verschiedensten Ebenen als dunkles Gegenbild zur erhofften Heilung oder Rettung:

Durchwegs sehen wir eine „Verkehrung ins Gegenteil"! Auf religiöser Ebene ist der aus seinem Sarg „auferstehende" Vampir die Travestie des auferstandenen Jesus Christus. Das Aussaugen des Blutes entspricht der Umkehrung des christlichen Abendmahls. („Nehmt hin und trinkt, dies ist mein Leib ...") Sogar die Weitergabe des Vampir-Fluches durch den Biss könnte man als satanische Verkehrung der Erbsünde deuten.

Im Reich der Erotik ist die vampirische Saug-Umarmung ein böses, todbringendes – aber auch als lustvoll phantasiertes – Gegenbild zum „normalen" Sexualakt. (Auch die Verkehrung der guten, lebensspendenden Brust in ein böses, verfolgendes und aussaugendes Objekt.)

Das Geschlecht des Vampirs ist variabel: In Charles Baudelaires Gedichten locken Vampirinnen! Sheridan le Fanu liefert bereits 1872 in „Carmilla" eine lesbische Vampirin, die in der Steiermark ihr Unwesen treibt. Im Text heißt es: „In jenem primitiven Land"!

25 Jahre später musste der Vampir in Transsylvanien noch weiter östlich angesiedelt werden im Sinne eines „Balkanismus" – so wie später „Orientalismus" nach Edward Said.

Auch die in jeder Religion enthaltene Hoffnung auf Heilung und Erlösung wird ins Gegenteil verkehrt:

Der schamanische Heiler der Naturvölker saugt ja in der (hysterischen?) Trance seiner Zeremonie das „böse" Symptom aus dem Körper des Patienten heraus, der anschließend wieder gesund ist. Der Exorzist arbeitet ähnlich. Der Vampir macht das Gegenteil.

Sogar in der modernen psychoanalytischen Literatur wird der Begriff „Vampir" als Kurzform für eine destruktive therapeutische Beziehung verwendet: Ronald Britton beschreibt damit die misslingende Psychoanalyse: Wenn der Patient in die Theorie des Analytikers eingepasst wird, statt verstanden zu werden, wenn er die eigene Lebendigkeit aufgeben muss, dann entspricht der Analytiker dem Vampir! (Vgl. Karin Lüders, in: Kennel/Reerink (Hg.) 1997, S. 97.)

Der Mythos wäre sogar „kompatibel" mit dem modernen Trauma-Diskurs: Das traumatisierte Opfer (weil selbst gebissen) muss als beißender Vampir-Täter die Gewalt weiter tragen ...

Der Vampir ist also „vielseitig verwendbar" bzw. anschlussfähig für viele Diskurse. Daher ist die Figur auch seit 100 Jahren im kollektiven Unbewussten fest verankert.

Die Vampirgeschichten und Filme florieren aber seit 100 Jahren auch deshalb, weil sie mit den verschiedenen Figuren ein reichhaltiges Angebot für oszillierende Identifizierungen:

Sowohl masochistische als auch sadistische Phantasien werden hier bedient! In den letzten Jahrzehnten hat es in der Populärkultur zunehmend auch sympathische oder zumindest melancholisch-tragische Vampire gegeben. Am bekanntesten wahrscheinlich Anne Rice und ihr Vampir Lestat (Interview with a vampire, 1976). Schon davor spürte man auch die Bedürftigkeit und unendliche Traurigkeit des Vampirs in Murnaus „Nosferatu" und später bei Klaus Kinskis Vampir (im Remake von Werner Herzog.)

Amerika hat den Mythos um einen etwas zahnlosen, dafür aber fast nur guten „Vampir light" vermehrt:

Batman ist ein zwar düsterer, aber guter Fürst der Fledermäuse, der unerschrocken gegen das Übel in Gotham City kämpft. Aber auch sein schwarzer Umhang blitzt – leicht erotisierend – innen rot auf ...

Parallel zum Auftreten der „guten" Vampire erschienen in den letzten Jahrzehnten auf der Leinwand immer öfter abgründig böse „Psycho-Doktoren": Bekanntestes Beispiel sicher der charismatisch-kannibalistische Dr. Hannibal Lecter, der im „Schweigen der Lämmer" die Polizisten-Jungfrau bezaubert (und in der Fortsetzung sogar mit ihr ein glückliches Paar bildet ....)

Zurück von Hollywood nach Wien: Als Schlüsselbegriff für die Welt des liberalen Bürgertums prägte Carl Schorske in seinem „Fin de Siecle Vienna" das Wort „Gefühlskultur" (deutsch auch im englischen Original):

Schon in der „ersten Welle" der Romantik zu Beginn des 19. Jahrhunderts wurden ja unter dem Begriff der „Kunstreligion" Gefühle wie Liebe, Freundschaft und Begeisterung verklärt. Hier allerdings ging es noch um positive Gefühle!

In der schwarzen Romantik vor der Jahrhundertwende war für das Wiener Bürgertum nach dem Börsenkrach von 1873 und dem politischen Niedergang des Liberalismus (spätestens 1895: Lueger) von Ökonomie und Politik nur mehr wenig zu erwarten. Dies führte zum Rückzug sowohl ins Privatleben als auch zum Erleben von Kunst als „Sinnstiftungs-Agentur". In der „Gefühlskultur" dieser Jahre wurden aber die negativen Gefühle, die Ängste und Phantasien vom wollüstigen Untergang zentral für die Gefühlswelt.

Dies war der kulturelle „Überbau" zu einem Grundgefühl der Überlastung, weil das gesamte Leben speziell in den Metropolen zu schnell und zu anstrengend geworden sei (durch die modernen Medien, Transportmittel etc.), sodass die Neurasthenie, die damals „moderne" Kurzformel für generelles Unbehagen wurde. (Vergleichbar mit dem heutigen „Stress".)

Stellen Sie sich ein dunkles, beherrschendes Bild für das ausgehende 19. Jahrhundert vor:

Ein Mann hält eine bewusstlose Frau im Arm und schaut auf sie hinunter.

Wer ist dieser Mann? Es könnte Charcot sein, der große Meister des französischen hysterischen Nationalzirkus in der Salpetrière. (Das berühmte Bild von Andre Brouillet, das Charcot mit seiner bewusstlosen „Star-Patientin" Blanche Wittmann im Arm darstellte, hing bekanntlich in Freuds Ordinationszimmer in der Berggasse und noch in London.)

Oder der dämonisch-erbärmliche Hypnotiseur Svengali mit seinem „Geschöpf" Trilby. Oder Josef Breuer bei der Austreibung des hysterischen Dämons der Anna O. Aber es könnte auch Dracula sein im letzten zärtlichen Moment vor dem tödlichen Biss in den Hals der Jungfrau.

Das Bild des Mannes mit der hingeschmolzenen Frau im Arm ziert ja bis heute hunderte Covers von „Frauenromanen". Es dürfte also ein wirkmächtiges Bild geblieben sein. Warum?

Damals wie heute bewegt uns die Frage: Wird er sie retten (als Therapeut oder als Liebhaber) oder bringt er ihr Tod und Verderben als Vampir oder gewissenloser Verführer?

Bei den vielen Permutationen dieser Konstellation wird immer das Verhältnis zwischen Mann und Frau auch als ein Machtverhältnis verhandelt. Noch ist in dieser Szene die Frage nicht beantwortet, ob die Frau sich hier der guten oder der bösen Macht ausliefert, ob ihre Hingabe und ihr Verzicht auf Autonomie zur Rettung führt oder ins Verderben. Die Entscheidung über <u>ihr</u> Schicksal ist an <u>ihn</u> delegiert:

Die gute Macht saugt das Böse heraus (z.B. das Symptom oder die Besessenheit oder die Hysterie). Ein allmächtiger, aber liebevoller Therapeut bringt die Gesundheit/Erlösung.

Er missbraucht die Abhängigkeit der Frau von ihm nicht!

Im Gegenbild der bösen Macht saugt der Vampir das gute unschuldige Blut und das Leben heraus. (Vergleiche das Bild des „Vampirs" für eine misslingende therapeutische Beziehung bei Ron Britton.)

Hier geht es um Macht und Ohnmacht, nicht um eine vernünftige oder gleichwertige Beziehung zwischen „Consenting adults". Es geht immer um die Sehnsucht nach Hingabe und Autonomieverlust, aber auch um die Angst vor eben dieser Auslieferung und Hilflosigkeit. Die Entscheidung über Selbst- oder Fremdbestimmung wird delegiert. Der Verantwortliche – sei er Retter oder Dämon – bleibt draußen: Außerhalb des eigenen Körpers und des eigenen Begehrens, in den dunklen Verliesen der „gothic tales", in Transsylvanien oder im bösen Begehren des Liebespartners.

In den theoretischen Ausführungen der Studien zur Hysterie formulierte Josef Breuer (bei aller Nähe seiner „karthartischen Methode" zur Dämonenaustreibung und zum Hypnotismus) ein anderes Credo:

Die abgespaltene Psyche ist jener Dämon, von dem die naive Beobachtung alter, abergläubischer Zeiten die Kranken besessen glaubte. Dass ein dem wachen Bewusstsein des Kranken fremder Geist in ihm walte, ist richtig. Nur ist es kein wirklich Fremder, sondern ein Teil seines eigenen Geistes. (Josef Breuer, in Freud, S.: GW, Nachtragsband, S. 309 f.)

Hier würde ich die Abzweigung lokalisieren, an der die Krankengeschichten der entstehenden Psychoanalyse sich trennen von den Schaudergeschichten, aber auch von den Liebesromanen des fin de siecle und der heutigen Trivialkultur:

Die Lösung für die unerklärlichen und oft erschreckenden Phantasien und Handlungen der Kranken liegen eben nicht „irgendwo da draußen", der Dämon wohnt in der eigenen Seele und muss dort erkannt werden, der Konflikt muss akzeptiert werden und ist nicht einfach per Happy End oder Exorzismus zu beseitigen.

Grob formuliert könnte man analog dazu auch die Unterscheidung zwischen „guten" und „schlechten" Horrorgeschichten oder Errettungs-Fabeln der Trivialkultur treffen. Nur dann, wenn das Monster sowohl verführerisch als auch vielleicht selbst „arm" oder erlösungs-bedürftig (also auch der Täter als Opfer) erscheinen kann, nur wenn wir vor dem Happy End eine Seelenverwandtschaft zwischen dem Helden und der Bestie spüren, wird uns die Geschichte oder der Film auch über das Ende hinaus ergreifen und affektiv bewegen. (Beispiel: Jean Marais bleibt unvergesslich als edles Biest in Cocteau's „La Belle et la Bete").

Bei der Lektüre von Texten – seien es Horrorgeschichten oder Fallgeschichten – werden unsere intellektuellen und emotionalen Bedürfnisse als LeserInnen befriedigt.

Jeder und jede von uns liest also literarische, auch trivial-literarische Texte durch die Brille der eigenen Triebwünsche, Ängste und Phantasien. Dies wusste auch schon Novalis: „Der Leser setzt den Akzent willkürlich – er macht eigentlich aus dem Buch, was er will."

Als Analytiker würde ich sagen: Der Leser macht aus dem Text, was er muss!

Die Psychoanalyse verwendet unsere emotionale Reaktion – auf einen Text oder einen Patienten – als Erkenntnis-Instrument. Dadurch können wir begreifen, warum eine Geschichte auf uns ergreifend wirkt.

Literatur

Appignanesi, L. und Forrester, J.: Die Frauen Sigmund Freuds. München, 1994, List

Berlin, I.: Die Wurzeln der Romantik. Berlin, 2004, Berlin

Breuer, J.: Beiträge zu den „Studien zur Hysterie" in Freud, S.: GW, Nachtragsband („Beobachtung I: Fräulein Anna O.", S. 221–243 und „Theoretisches", S. 244–310)

Brittnacher, H. R.: Ästhetik des Horrors. Frankfurt, 1994, Suhrkamp

Du Maurier, G.: Trilby. London, 1999, Penguin

Ellenberger, H.: Die Entdeckung des Unbewussten. Zürich, 1985, diogenes

Freud, S. (1887): Referat über Weir Mitchell, Die Behandlung gewisser Formen von Neurasthenie und Hysterie. In: GW, Nachtragsband, S. 67–68

Freud, S. (1905/1890): Psychische Behandlung (Seelenbehandlung). In: GW V, S. 287–316

Freud, S. (1925): Selbstdarstellung. In: GW XIV, S. 31–96

Freud, S.: Briefe an Wilhelm Fließ. Frankfurt 1986, Fischer

Freud, S.: Brautbriefe. Frankfurt, 1988, Fischer

Le Fanu, Sh. : Carmilla (in : Sturm/Völker, S. 321–413)

Lemonnier, C.: Die Hysterische (zitiert nach Springer, A. 2003)

Lüders, K.: Bions Container-Contained-Modell. In: Kennel R. und Reerink, G. (Hg.): Klein-Bion. Eine Einführung. Tübingen 1997, edition discord (S. 85– 100)

Maupassant, G. de: L'Horla, Stuttgart 1989, Reclam

Novalis: Teplitzer Fragmente. In: Schriften in vier Bänden, Klukholm P. und Samuel R. (Hg.), Stuttgart 1960

Perkins, Ch. G. : Die gelbe Tapete. Wien, 2005, edition selene

Phillips, A.: Equals. London 2002, Faber und Faber

Polidori, W.: Der Vampyr (in: Sturm/Völker, S. 45–69)

Schnitzler H., Brandstätter Ch. und Urbach R. (Hg.): Arthur Schnitzler, sein Leben, sein Werk, seine Zeit. Frankfurt 1991, Fischer

Schorske, C.: Fin de Siecle Vienna. New York, 1981, Vintage

Seesslen, G. und Weil, C.: Kino des Phantastischen. Geschichte und Mythologie des Horror- Films. Reinbek 1979, Rowohlt.

Showalter, E.: Hystorien. Hysterische Epidemien im Zeitalter der Medien. Berlin, 1997, Berlin

Showalter, E.: Preface. In: Du Maurier, G.: Trilby, London, 1999, Penguin
Sodré, I.: Death by daydreaming: „Madame Bovary". In: Bell, D. (ed.): Psychoanalysis and culture. A Kleinian perspective. Tavistock clinic series, London 1999, S. 48–63
Springer, A.: Hysterie als schöne Kunst betrachtet. (In: WPV 2003, S. 13–51)
Stoker, B.: Dracula. Berlin, 1998, Ullstein.
Sturm, D. und Völker, K. (Hg.): Von denen Vampiren. Frankfurt, 1994, Suhrkamp.
Wagner, K.: Schaulust, Hysterie und Literatur vor Freud. (In: Wiener Psychoanalytische Vereinigung (Hg.): Hysterie. Wien, 2003, Picus, S. 52–63)

Rainer Gross

„Angewandte" Psychoanalyse: S. Freud, seine „Libido-Spürhunde" und „wildgewordene Neurosen-Sucher" [1]

I. Freud

Ich beginne mit Freud. Die vielleicht berühmteste Äußerung Freuds in den Jahren zwischen der „kathartischen Methode" 1895 und der Traumdeutung – also aus seiner Zeit der Selbstanalyse ist nun schon 112 Jahre alt:

Am 15.10.1897 schrieb Freud an Wilhelm Fliess:

Ein einziger Gedanke von allgemeinem Wert ist mir aufgegangen. Ich habe die Verliebtheit in die Mutter und die Eifersucht gegen den Vater auch bei mir gefunden und halte dies jetzt für ein allgemeines Ereignis früher Kindheit. (...)

Wenn das so ist, so versteht man die packende Macht des Königs Ödipus (...) Jeder der Hörer war einmal im Keime und in der Phantasie ein solcher Ödipus. (...) Flüchtig ist mir durch den Kopf gegangen, ob dasselbe nicht auch dem Hamlet zugrunde liegen möchte.

Ganz am Beginn geht es also schon um die Wirkung von Literatur!

Die Analogie Ödipus/Hamlet führte Freud in der Traumdeutung beim Nachdenken über die „typischen" Träume vom Tode teurer Personen aus:

Das ödipale Beziehungsnetz wird dreistufig beschrieben:

Ausgehend vom Krankheitssymptom über seine Rolle als ontogenetisches Strukturelement der Psyche und zuletzt in den größten Kulturleistungen der Menschheit. Wie fast immer geht es Freud auch hier um die „Wirkmächtigkeit" eines Mythos oder eines literarischen Textes:

Das Schicksal des Ödipus ergreift uns darum, weil es auch das unsrige hätte werden können...Freud, 1900, GW II/271).

Im Gegensatz aber zu Ödipus, der die Wunschphantasie des Vatermordes und des Inzests realisierte, bleibt sie bei Hamlet verdrängt und wir erfahren von ihrer Existenz nur durch die von ihr ausgehenden Hemmungswirkungen (GW II/271).

Dieses „säkulare Fortschreiten der Verdrängung im Gemütsleben der Menschheit" sieht Freud als konstituierend für die Kulturentwicklung, für den „Prozess der Zivilisation".

Bereits hier sehen wir Freuds eigentlich lebenslanges Oszillieren in der Einschätzung des „überindividuellen" Wertes solcher Erkenntnisse der Psychoanalyse: Einerseits nimmt er für sich und seine Hamlet-Deutung in Anspruch, dass er

---
1 Nach P. v. Matt, 2001, S.49

erreicht habe, was nicht einmal Goethe in dessen Hamlet-Deutung im „Wilhelm Meister" gelungen sei, er habe nämlich

ins Bewusste übersetzt, was in der Seele des Helden unbewusst bleiben muss... (GW II/272).

Sofort aber relativiert er wieder:

Wie jedes Symptom und jeder Traum sei auch jede dichterische Schöpfung aus mehr als einem Motiv- und einer Anregung in der Seele des Dichters hervorgegangen, lasse also auch mehr als eine Deutung zu...(GW II/272).

Dieses Pendeln zwischen der Verehrung der großen Dichter als „Zeugen" für die Richtigkeit psychoanalytischer Ansätze einerseits und dem Anspruch, über die Dichter als „Vorgänger" durch die psychoanalytische Deutung noch hinauszugelangen, wird Freud und damit uns in den folgenden Jahrzehnten begleiten. Dreißig Jahre später vergleicht er (in „das Unbehagen in der Kultur" 1930) die illusionäre Wirkung der Kunst mit den Rauschmitteln:

Durch die „Einnahme" des Kunstwerks analog zur Droge kann auch der selbst nicht schöpferische Leser bei entsprechender affektiver Resonanz den Text *als Lustquelle und Lebenströstung nicht hoch genug einschätzen. Doch vermag die milde Narkose, in die uns die Kunst versetzt, nicht mehr als eine flüchtige Entrückung aus den Nöten des Lebens herbeizuführen und ist nicht stark genug, um reales Elend vergessend zu machen (GW XIV/439).*

Parallel zu dieser desillusionierenden Einschätzung der Kunst als Illusion liefert Freud aber konkrete und intensive Analysen bzw. „Tiefen-Lektüren" einzelner Kunstwerke, wenn er „in eigener Sache" emotional tief betroffen war und versuchte „zu begreifen, warum er ergriffen sei". (Beeindruckendes Beispiel: „Das Motiv der Kästchenwahl" 1913 mit seiner – von einem Shakespeare Text ausgehenden – Meditation über die verschiedenen Funktionen der Frau im Leben des Mannes und letztlich über die Sterblichkeit.)

Ich beschränke mich hier aus Zeitgründen auf jene beiden Arbeiten Freuds, die sowohl ein konkretes „Fallbeispiel" der „endopoetischen" Analyse eines Einzelwerkes als auch erste Werkzeuge zu einer Theorie der Wirkung von Literatur für seine Mitarbeiter vorgaben:

Es handelt sich um die Texte „Der Wahn und die Träume in Jensens Gradiva" aus 1907 und „Der Dichter und das Phantasieren" von 1908 (nach dem Vortrag von 1907).

Die Erzählung von Jensen erschien 1903 und wäre ohne Freuds Arbeit heute wohl vergessen. (Freud selbst hat sie als mäßig bedeutend eingeschätzt.) Freud wurde auf die Novelle aufmerksam gemacht durch Stekel (lt. Jones: Von C.G. Jung) und war von den „artifiziellen" Träumen des Helden so begeistert, dass er zur Analyse dieser „fiktiven Träume" sein „pompeanisches Phantasie-Stück" verfasste.

Damit markierte er die deutliche Abkehr von der klassischen psychiatrischen Pathographie, die „exopoetisch" von der Biographie des Autors ausging. Zu dieser Biographie war ihm kaum etwas bekannt, auch die briefliche Frage von Stekel an Jensen, ob dieser die Traumdeutung gelesen habe, musste der Dichter verneinen. Freud spricht hier den Dichter als Bundesgenossen bzw. als Kollegen an – ganz im Gegensatz zur psychiatrischen Pathographie, die den Dichter zum Patienten machte.

Die Gradiva-Arbeit ist auch klinisch interessant: Freud beschrieb darin die „psychotischen und nicht-psychotischen Persönlichkeits-Anteile" des Helden, also eine frühe Beschreibung von Ich-Spaltung bei einem nicht eindeutig psychotischen „Patienten". (Vgl. Quinodoz 2005)

Jensens Novelle war ein Beispiel eben jener zeitgenössischen Gebrauchs-Literatur, über deren Wirkung auf die LeserInnen sich Freud in einer Arbeit kurz danach Gedanken machte: In einem seiner wenigen öffentlichen Vorträge vor Nicht-Medizinern sprach er am 06.12.1907 im „Kunstsalon" der Verlagsbuchhandlung von Hugo Heller vor 90 geladenen Zuhörern über „den Dichter und das Phantasieren". (Unter den Zuhörern viele Schriftsteller, wie die „Neue Freie Presse" am Folgetag meldete.) Der Aufsatz erschien dann 1908. (Eine Woche später in der Mittwochs-Gesellschaft: Vortrag von Max Graf über „Dichtkunst und Psychoanalyse". Der Musikhistoriker Max Graf wurde bekannt als Analytiker seines eigenen Sohnes, des „Kleinen Hans", den er unter Freuds Supervision behandelte…)

Ausgangspunkt für Freud ist die Frage:

Woher diese merkwürdige Persönlichkeit, der Dichter, seine Stoffe nimmt (...) und wie er es zustande bringt, uns mit ihnen so zu ergreifen, Erregungen in uns hervorzurufen, deren wir uns vielleicht nicht einmal für fähig gehalten hätten (GW VII/213).

Zur Erklärung versucht Freud, bei uns Lesern eine dem Dichten irgendwie verwandte Tätigkeit aufzufinden. Er zieht die Linie vom Spiel des Kindes über den Tagtraum zur Dichtung. (In der englischen Übersetzung hieß der Aufsatz immer „Creative writers and day-dreaming", es handelt sich hier also um sehr bewusstseinsnahe bzw. bewusste Phantasien.) Während wir als Erwachsene uns unserer Tagträume oft schämen und diese verbergen, kann ein Dichter eben durch das Erzählen dieser Tagträume auch anderen Menschen Lust bereiten. Diese ästhetische Lust beim Lesen ist für Freud eine Vorlust, die zur Befreiung von Spannungen in unserer Seele beiträgt. Der Dichter ermöglicht es uns, unsere eigenen Phantasien nunmehr ohne jeden Vorwurf und ohne Scham (nämlich als die fremden Phantasien des Dichters) zu genießen. (GW VII/232)

Bis heute ist dieser Freud-Text der Ausgangspunkt für fast alle psychoanalytischen Überlegungen zur Rezeptions-Ästhetik geblieben, die allerdings schon bald auch darüber hinausgingen. In den folgenden Jahren gab es eine fast unüberschaubare Fülle von psychoanalytischen Studien zu einzelnen Werken fast aller klassischen und auch vieler zeitgenössischer Dichter. In den Protokollen der Wiener psychoanalytischen Vereinigung (herausgegeben von Hermann Nunberg und Ernst Federn 1962) sind von 1906 bis 1918 250 Abende mit Protokollen (nicht wörtlich!) dokumentiert, 33 dieser 250 Abende waren literarischen Themen gewidmet. (Dies sind mehr als 13 %, also ein Achtel der gesamten Vortrags-Titel. Für die folgenden Jahre von 1919 bis 1923 kam Fallend bei seiner Zählung ebenfalls auf 14 % von Abenden, die literarischen Themen gewidmet wurden.)

Dafür gab es mehrere Gründe. Sehr pragmatisch erklärt Nunberg (in seiner Einleitung zu den „Protokollen"):

*In jenen Anfangsjahren war es schwierig, klinisches Material zu bekommen, das sich für die psychoanalytische Forschung eignete. Dagegen war es leicht, derartiges Material aus nicht-medizinischen Quellen zu beziehen. So erklärt es sich wohl, dass anfangs – und selbst noch später hin – Fragen der Kunst, Literatur, Mythologie, Religion u.s.w. auffallend häufiger erörtert wurden als psychiatrische Probleme (*Nunberg, P I/XXX)

Die Neigung speziell junger Analytiker zur Analyse von Protagonisten der Literatur oder der Dichter selbst wird nur verständlich durch einen Kontext, in dem eine umfassende humanistische Bildung mit ausgeprägten Kenntnissen von Literatur, Mythologie etc. für die ehrgeizigen Freud-Schüler so etwas wie eine „Eintrittskarte" darstellte. Ein Entree-Billet sowohl in die bürgerliche Gesellschaft als auch in die Mittwochs-Gesellschaft oder später die Wiener psychoanalytische Vereinigung. Noch viele Jahre später spürt man in den „Erinnerungen eines Wiener Psychoanalytikers" von Richard Sterba die Bewunderung für besonders gebildete Kollegen (in seinem Fall besonders für Ernst Kris). Die meisten Analytiker (schreibt Sterba) stammten aus *der liberalen Bourgeoisie, die in Wien eine führende Rolle spielte und die auf Bildung eine hohe Prämie setzte (Sterba 1982,84).*

Speziell für die jüdischen Intellektuellen erscheint Literatur um die Jahrhundertwende (neben dem Diskurs der Technik und der Naturwissenschaften) als entscheidendes Medium von Aufstieg und Assimilation. (Vgl. Rohrwasser, S. 227 f).

Für dieses liberale jüdische Bürgertum war Kultur die wichtigste Entfaltungsmöglichkeit, der „Weg ins Freie". („Das jüdische Bürgertum vertraut der Fähigkeit der Kunst, die Assimilation dauerhaft zu machen," schrieb Jaques Le Rider, 1995.) Zwei Generationen später – die Hoffnung auf Assimilation war bereits (im Fortziehen) mörderisch enttäuscht worden, immer noch das fast magische Vertrauen in die Macht der Literatur: Ruth Klüger berichtet in ihrer Autobiographie, dass sie im Frühjahr 1945 in Theresienstadt so etwas wie Hoffnung spürte beim Aufsagen des „Oster-Monologes" aus Goethes Faust.

Klaus Theweleit begründete damit die „Katechismus-Funktion der Dichter für Freud". Ein bis zwei Generationen davor war die Gelehrsamkeit der Söhne noch auf die Tora bezogen, nun trat die Kunst an die Stelle der religiösen Bücher als *„ein Speicher von Einsichten und Gefühlen, mit dessen Hilfe ein Sich-zurecht-Finden in einer neuen Welt vor sich gehen kann, gepaart mit der Naturwissenschaftlichkeit der Institute, deren Fortschritte in Kenntnissen die Gewissheit besteuern, dass sich etwas bewegen lässt in der modernen Welt.* (Theweleit 1988, nach Rohrwasser 2005/228).

II. Die Pathographen

In einer Flut von Publikationen in den Jahren nach 1907 wurde das von Freud vorgegebene Niveau mit der Achtung vor dem Dichter als „Bundesgenossen, der aus den gleichen Quellen schöpft, allerdings mit anderen Methoden als wir"[2] speziell von den Viel-Schreibern unter den Psychoanalytikern oft deutlich und schmerzlich unterboten. Sie funktionalisierten die Literatur als Illustrationsmaterial für die neuen Konzepte. Zumindest die Viel-Schreiber Isidor Sadger und Wilhelm Stekel erlagen dabei der Versuchung, die immer gleiche ödipale Problematik etwas einförmig und reduktionistisch – und oft auch in abwertendem Ton gegenüber den Dichtern – „nachzuweisen".

Dieser Zugang wurde begreiflicherweise schon damals von den Philologen als „kümmerlicher Dichterbegriff wild gewordener Neurosensucher" (Matt, 2001, 49) zurückgewiesen. Für diese Arbeiten gilt auch der Vorwurf an die Psychoanalyse, dass sie das Geistige missachte, jegliche Formproblematik vernachlässige und keinerlei Kriterien der literarischen Wertung biete. Auch publizistisch (von der „neuen freien Presse" abwärts) wurden die psychoanalytischen Literatur-Studien lebhaft diskutiert und oft als Herabwürdigung der Dichterfürsten und Geistesriesen durch die analytischen Zwerge abgelehnt. Am eloquentesten wohl von Karl Kraus:

Wie rächen sich die Zwerge an den Riesen?
Sie machen sich über die Berge oder Psychoanalysen.
(Kraus, 1917/„Die Fackel", 472/473 und 473/S. 25)

Freud selbst äußerte sich „intern" in der WPV durchaus kritisch gegen diesen hämisch-aufdeckenden Gestus seiner Adepten. So kritisierte er anlässlich eines

---

2   2. Freud, GW VII, S. 32 (aus: Der Wahn und die Träume in W. Jensens Gradiva, GW VII, S. 31–S. 125)

Vortrages von Sadger 1909 (über Kleist) dessen „Sittenrichterliches Pathos" und seine mangelnde Toleranz. Für den „Nachweis von typischen Fundamentalregungen des Seelenlebens sind uns die Dichter zu gut". Nach einem Vortrag von Stekel über „Dichtung und Neurose" am 13.11.1909 weist Freud dessen Behauptung, „dass alle Dichter Hysteriker seien" zurück. (Nunberg, P II/94).

Allerdings setzt er dann selbst in seiner Diskussionsbemerkung fort:

Nicht alle Dichter seien Hysteriker, es gäbe auch große Dichter, die Paranoiker und Zwangsneurotiker seien… Aber: Auch der Typus des Gesunden komme vor, er nennt das Beispiel von Schiller. (Nunberg, P II/94).

Auch in einem Brief an Ferenczi äußert er sich z.B. abwertend über „die Übersetzung in psychoanalytischen Jargon, wie Sadger sie liebt…" (Freud an Ferenczi I/213).

Freuds Ablehnung dieser reduktionistischen Ansätze teilte schon wenige Jahre danach ein damals noch ziemlich unbekannter Prager Jurist:

Stekel, dieser Wiener, der aus Freud kleine Münze macht...

schrieb Franz Kafka an einen Freund (Felix Weltsch) 1917 (nach Rohrwasser 2005/359).

Stekel verließ kurz nach Adler (allerdings aus ganz anderen Gründen) 1912 die Psychoanalytische Vereinigung, Isidor Sadger blieb. Er dürfte allerdings sozial etwas „randständig" in diesem Kreis gewesen sein und (lt. Sterba und Nunberg) ein Talent besessen haben, sich unbeliebt zu machen bzw. als Zielscheibe für Kritik zu dienen. (In seiner Autobiographie „Free Associations" berichtet Jones eine drastische Anekdote über Sadger: Sadger sitzt bei einem Bankett neben einer Schriftstellerin (wahrscheinlich Lou Andreas-Salomé), schweigt während des gesamten Essens beharrlich und eröffnet danach das Gespräch mit der Frage: „Haben Sie sich je mit Masturbation beschäftigt…?" (Jones 1959/169).

Freud war sich der Schwächen dieser Arbeiten bzw. des Dilettantismus seiner ärztlichen Mitstreiter im geisteswissenschaftlichen Feld durchaus bewusst und war daher sehr interessiert an der Rekrutierung junger Schüler, die „die Bedeutung der Psychoanalyse für die Geisteswissenschaften" unterstreichen könnten. Vor allem dadurch sind ja die „Blitzkarrieren" von Theodor Reik und vor allem von Otto Rank in der damaligen psychoanalytischen „Community" zu erklären.

III. Otto Rank und Theodor Reik: Die „zweite Generation" der psychoanalytischen Anwendung auf die Literatur

Die „Initiations-Legende" von Otto Rank und Theodor Reik in die Psychoanalyse ist fast identisch: Beide waren als junge, arme und lesewütige Studenten tief beeindruckt von Freuds „Traumdeutung", beide führten sich bei Freud durch die ehrfurchtsvolle Präsentation je eines Textes zur „angewandten Seelenkunde" ein: Rank 1907 mit einer Arbeit „Der Künstler", Reik 1910.

Viel später schrieb Freud in der „Psychoanalytischen Bewegung":

Eines Tages führte sich ein absolvierter Gewerbeschüler (nämlich Rank) *durch ein Manuskript bei uns ein, welches außerordentliches Verständnis verriet. Wir bewogen ihn, die Gymnasialstudien nachzuholen, die Universität zu besuchen und sich den nichtärztlichen Anwendungen der Psychoanalyse zu widmen (GW X/63).*

Bereits 1912 dissertierte Rank mit einer Arbeit über das Lohengrin-Motiv, ebenfalls 1912 Theodor Reik mit einer Arbeit über Flaubert.

Speziell Ranks psychoanalytische „Sozialisation" verlief von Anfang an auf der Überholspur: Bereits 1912 war er gemeinsam mit Sachs Schriftleiter der neu gegründeten „Imago", der „Zeitschrift für Anwendung der Psychoanalyse auf die Geisteswissenschaften".

„Imago" war der Titel eines damals viel gelesenen Romans von Carl Spitteler, einem Schweizer Schriftsteller. Als Sachs ihm vom Plan der Zeitschrift schrieb, zeigte er sich geschmeichelt: Er hätte sich immer schon gewünscht, dass „ein Arzt mich mir selber erklärt..." Einige Zeilen später allerdings musste er betonen, dass er den Ödipus-Komplex noch nie gesehen habe und überhaupt für eine „wesenlose Gehirn-Marotte" hielte.

Im „Editorial" des ersten Heftes konzipieren Rank und Sachs die Psychoanalyse als Grundlagenwissenschaft für alle Geisteswissenschaften:

Eine wirkliche Seelenkunde (...) muss deshalb alle Geisteswissenschaften befruchten und ihnen neue Probleme und neue Lösungen bringen.

In: Imago, Bd. 1, 1912, S. 16

Wie bekannt äußerte sich Freud selbst in der Öffentlichkeit deutlich vorsichtiger und weniger „imperialistisch" als seine beiden Schriftleiter.

Bis zum 30. Geburtstag 1914 hatte Otto Rank bereits über 1000 Seiten zur „angewandten Seelenkunde" veröffentlicht:

1909 „Der Mythos von der Geburt des Helden"
1912 „Das Inzest-Motiv in Dichtung und Sage"
1914 „Der Doppelgänger"

Und auch im Folgenden viele Einzeldarstellungen (publiziert dann in Sammelbänden) zu Mythos, Sage und Literatur. Diese Werke zeugen von einer enzyklopädischen Bildung und Belesenheit, wirken heute aber durch ihre unendlichen Anhäufungen von Inhaltsangaben und Beispielen eher ermüdend. (Jones schrieb vom „allwissenden Rank".)

Seit 1914 hatte Freud in die Neuausgaben der „Traumdeutung" zwei Kapitel von Rank eingefügt, einige Jahre konnte sich Rank durchaus berechtigte Hoffnungen auf die Nachfolge Freuds machen. Zum Bruch mit Freud führte schließlich Ranks „Trauma der Geburt" von 1924. (Hitschmann prägte das Bonmot von „Ranks Mythos vom Trauma der Geburt".)

Theodor Reik kam einige Jahre später und wurde sichtlich schon an Rank gemessen:

*In Reik scheint Ihnen ein zweiter Rank zuzuwachsen in diesem Vereinigen von Wissen und Scharfsinn (*Lou Andreas-Salome an Freud, 20.07.1920*).*

Nach seiner Dissertation über Flaubert 1913 ist Reiks wahrscheinlich bekanntestes literatur-kritisches Werk: „Schnitzler als Psycholog". Heute ist Reik eher für seine Arbeiten zum Schuldgefühl und Strafbedürfnis bzw. zum Masochismus bekannt, noch mehr vielleicht durch seine späteren Werke mit ihrer Ablehnung des psychoanalytischen Jargons und Betonung der Intuition und der „Kommunikation von Unbewusst zu Unbewusst" (am bekanntesten wohl: „Hören mit dem dritten Ohr" aus 1948.)

Aus heutiger Sicht am wichtigsten ist der Reik dieser Jahre nicht als Autor, sondern als Anlass eines der berühmtesten Freud-Texte: „Zur Frage der Laienanalyse" 1926: Die Anzeige wegen Kurpfuscherei gegen den „Laien-Analytiker" Reik war ja auslösend für Freuds berühmte Darlegung der Behandlungsziele der Psychoanalyse in der „Unterredung mit einem Unparteiischen", in der er die Wichtigkeit von Kenntnissen in Mythologie, Religion und Literaturwissenschaft für den klinischen Psychoanalytiker unterstrich, der ja sonst „dem Großteil des Materials verständnislos gegenüberstehen würde".

Nach heftiger Diskussion in der „Internationalen Zeitschrift für Psychoanalyse" 1926 und 1927 musste Freud schließlich in seinem „Schlusswort" zu dieser Diskussion bedauernd feststellen, dass die meisten seiner Anhänger seine Meinung in dieser Frage nicht teilten…

Rank und vor allem der oft in Diskussionen arrogant, eifersüchtig und überheblich wirkende Reik mit ihren „Blitzkarrieren" riefen durch ihre Rolle als Lieblinge bzw. Protegés Freuds sehr wohl Ablehnung und Eifersucht bei den „alteingesessenen" ärztlichen Psychoanalytikern hervor.

(Vgl. Brief von Freud an Reik mit Aufforderung zur „Mäßigung"). Beiden hatte Freud auch finanziell durchs Studium geholfen, auf beide setzte er eben sehr große Hoffnungen.

All dies in einem Klima, in dem jede Publikation auch immer mit der Hoffnung auf Lob und Zuspruch seitens des großen Übervaters Freud verbunden war:

*…alle wussten, dass Freud der Vater der Psychoanalytiker war. Statt sich jedoch darüber zu wundern, litten sie daran, dass Freud sie nicht alle gleich liebte und offensichtlich einige zu Gunsten der anderen bevorzugte (*Erdheim, 1987/25*).*

Zwettler-Otte betonte in ihrem großen Essay über die Rezeption der Psychoanalyse unter den Ärzten, dass *jene Schüler Freuds, die sich in seiner unmittelbaren Nähe aufhielten, in ein sehr dichtes Gestrüpp emotioneller Bindungen und Übertragungen verstrickt (waren)...(Tichy M., Zwettler-Otte S. 1999, S. 73)*

Reik nahm nach Ranks Abwendung von der Analyse auch dessen Funktion als Schriftleiter der „Imago" ein, wurde auch Protokoll-Führer bei den Sitzungen der WPV, ging dann 1928 mit Freuds Unterstützung nach Berlin, wo unter Abrahams Leitung sowohl Reik als auch (bereits seit 1920) Hanns Sachs als Lehranalytiker tätig waren. (Auch heute noch gibt es ein „literarisches Seminar" am Ausbildungsinstitut in Berlin.)

Nach der Emigration (vorerst nach Holland, dann in die USA) durfte Reik in New York (als Nicht-Arzt) anfangs nicht praktizieren, gründete daraufhin seine eigene psychoanalytische Vereinigung.

IV. Die Psychoanalytiker als „ortsfremde Eindringlinge" in die Philologie und die Reaktion der „eingeborenen Forscher"

„Philologie" stand ja um 1900 und auch danach für ein viel umfassenderes Gebiet als die heutige Literaturwissenschaft.

Was Philologie im Verständnis des beginnenden 20. Jahrhunderts bedeutete, lässt sich an Hand einer Definition in „Meyers Konversations-Lexikon" von 1896 abschätzen:

... versteht man unter Philologie die Wissenschaft vom Geistesleben jedes Kulturvolkes, insofern dasselbe sich in Sprache und Literatur, im Staats-, Privat- und Religionsleben, endlich in der Kunst offenbart.

In: Psychosozial Nr. 73/1998/25

Daher war dieses riesige Gebiet der Philologie auch in hohem Ausmaß identitätsstiftend, es war prägend für das Ich-Ideal der damaligen Nationen und Nationalstaaten, dadurch war aber die riesige Wissenschafts-Provinz der Philologie auch für den Wissenschafts-Strategen Sigmund Freud, der sich ja selbst (im Brief an Fliess 1900) als „Konquistadoren-Temperament" bezeichnet hatte, ein sehr verlockendes Ziel zur Ausweitung der „Diskurs-Hoheit" bzw. Deutungsmacht für die Psychoanalyse.

Am 17.10.1909 schreibt Freud über seine „Eroberungs-Wünsche" in Richtung Geisteswissenschaft an C.G. Jung:

Es freut mich, dass Sie meine Überzeugung teilen, die Mythologie müsste ganz von uns erobert werden. Bis jetzt haben wir nur die beiden Vorstöße: Abraham und Rank. Wir brauchen Männer, Arbeiter für weitere Feldzüge. Sie tauchen so spärlich auf. Auch die Biographik muss unser werden.

Aus demselben Jahr ein „Anwerbungs-Brief" Freuds an einen Philologen:
... zwei meiner Schüler (Abraham und Rank) haben den Versuch gewagt, ins Mythologische einzufallen und dort mit Hilfe psychoanalytischer Technik und Gesichtspunkte Eroberungen zu machen. Aber wir sind Dilettanten und haben allen Grund, uns vor Irrtümern zu fürchten. Uns fehlt der Schulsack, die Vertrautheit mit dem Material. Wir schauen darum nach einem Forscher aus, der die umgekehrte Entwicklung genommen hat, der Sachkenntnis besitzt und unser psychoanalytisches Rüstzeug dazu annehmen will, einen eingeborenen Forscher sozusagen, der ganz anderes wird leisten können als die ortsfremden Eindringlinge. Sollten Sie dieser ersehnte Mann sein?

Ein Erfolg dieses Briefes war zumindest eine kleine gemeinsame Arbeit von Freud und seinem Adressaten, David Ernst Oppenheim: „Träume in Folklore" (abgedruckt erst posthum in GW/Nachlass-Band/601–603).

Die Philologen der 20iger und 30iger Jahre empfanden die Analytiker oft wirklich als „ortsfremde Eindringlinge". Dies sicher oft aus fachlicher Arroganz, Antisemitismus und einfachem Konkurrenzneid. Darüber hinausgehend aber mussten sie die Psychoanalyse auch als eine ihrem damaligen Wissenschaftsbegriff völlig entgegen gesetzte deterministische, positivistische Naturwissenschaft misstrauisch beäugen. Hatte sich doch die Geisteswissenschaft in Folge der von Dilthey definierten Unterscheidung von der positivistischen Naturwissenschaft „emanzipiert" (deren Ideal noch ein Philologe wie Scherer 20 Jahre davor angestrebt hatte.)

Wilhelm Dilthey hatte als letztes Ziel der Geisteswissenschaften das Verstehen der Phänomene, die Individualisierungsarbeit, das Herausarbeiten des Einzigartigen im Kunstwerk definiert. Als Gegensatz dazu sah er die Aufgabe der Naturwissenschaft im Erklären, im kausalen, deterministischen Rückführen eines besonderen Phänomens eben auf das Allgemeine – insgesamt also genau das Gegenteil.

Diltheys Definition des hermeneutischen Ansatzes „den Dichter besser verstehen, als er sich selbst versteht" (nach Schleiermacher) hätte Freud wohl zugestimmt – Diltheys Arbeit über die Hermeneutik erschien im selben Jahr 1900 wie Freuds Traumdeutung, die ja auch den Traum besser deuten bzw. verstehen wollte als der Träumer selbst...

Ludwig Binswanger schrieb (in der „Imago-Festschrift" zu Freuds 70. Geburtstag) eine Arbeit „Erfahren, Verstehen, Deuten in der Psychoanalyse" und versuchte damit Freud in die Geschichte der Hermeneutik des 19. und 20. Jahrhunderts einzuordnen. Freud selbst hatte schon 1907 an den psychoanalyse-kritischen Psychiater Paul Näcke geschrieben, dass

*man jedem Gebiet seine ihm eigentümliche Evidenz lassen müsse, die unserer Deutungen ist von derselben Art wie die philologische bei der Lesung alter Texte...(*Freud, 14.10.1907).

Bei aller Konvergenz allerdings war die Hermeneutik in der Nachfolge von Dilthey eher eine „Hermeneutik der Feier" bzw. des Festes und der Erhöhung und Einzigartigkeit der Dichter gewidmet, durchaus im Gegensatz zur psychoanalytischen „Hermeneutik des Verdachtes" (Paul Ricoeur).

Da half es auch nicht sehr viel, dass später z.B. Ernst Kris in seinem Aufsatz „Zur Psychologie älterer Biographik" 1935 die enge Affinität von Psychoanalyse und Philologie betonte, in dem er die Philologie als eine Wissenschaft bezeichnete, *„deren methodisches Fundament seit Jahrhunderten gesichert und deren Schlussverfahren dem der Psychoanalyse in merkwürdiger, aber gewiss nicht zufälliger Weise verschwägert" sei!* (In: Kris, E.1935 (1998): Zur Psychologie älterer Biografik. In: Imago/Band 21/S. 322–344; S. 322).

Erst viele Jahrzehnte später kam es zu einer „Konvergenz" der literarischen mit der psychoanalytischen Hermeneutik durch die Arbeiten von Alfred Lorenzer und besonders durch Hartmut Raguse.

Nach dem Abfall von Rank, dem Weggang von Reik und Sachs nach Berlin blieb Kris der in der damaligen psychoanalytischen Vereinigung wohl meist geachtete Vertreter der Geisteswissenschaften. (Bewundert z.B. von Richard Sterba, siehe Kritik von Kris an Sterbas Gotik-Vortrag in: Sterba 1982/47f). Trotz Freuds Betonung des naturwissenschaftlichen Charakters der Psychoanalyse gab es damals auch schon innerhalb der WPV einen anderen Wissenschaftsbegriff, von dem der Arzt Richard Sterba noch 1982 schreibt:

*Die Mehrzahl der Vereinsmitglieder waren Ärzte und waren nicht in wissenschaftlicher Methodologie unterrichtet worden. Besonders in der Anwendung der Analyse auf die Kunst- und Geisteswissenschaften waren sie oft naiv und dilettantisch (*Sterba, 1982/86).

Umgekehrt suchten die Ärzte akademische Anerkennung der Psychoanalyse eher an der medizinischen Fakultät und versuchten daher die Analyse als „Naturwissenschaft der Seele" zu positionieren. (Hitschmann 1933/zitiert nach: Tichy M., Zwettler-Otte 1999/64)

Während also die Psychoanalyse von der Medizin als zu literarisch-spekulativ und zu „geisteswissenschaftlich" abgelehnt wurde, erschien sie den Philologen als allzu deterministische Naturwissenschaft! Peter von Matt bemerkte, dass

*von der Gegenwart aus gesehen, zur Ironie der Geschichte gehört, dass die Psychoanalyse, die entscheidend dazu beigetragen hat und beiträgt, das Dogma von der absoluten Differenz zwischen Natur- und Geisteswissenschaften zu relativieren, gleichzeitig mit der Dogmatisierung dieser Differenz entstanden ist (*von Matt. 2001, 49).

V. Die ambivalente Reaktion der Schriftsteller

Hanns Sachs und vor allem Rank hatten noch versucht, „wissenschaftliche Künstler" herauszuheben, in deren Werken Psychoanalyse und Dichtung verschmelzen würden. (Zu diesen Ausnahmekünstlern zählt Rank in seinem Aufsatz von 1918 z.B. Ibsen oder Richard Wagner, insgeheim aber auch wohl sich selbst: Er betrachtete sich als Künstler „auch wenn ich nie ein Kunstwerk schaffen würde". Hanns Sachs hatte immerhin ein solches geschaffen: 1930 veröffentlichte er den psychoanalytisch orientierten Roman „Bubi Caligula".)

Aber auch die Künstler blieben vorsichtig und ambivalent: 1936 unterzeichneten fast 200 prominente Schriftsteller und Künstler aus ganz Europa eine Grußadresse (fast eine Huldigung) zu Freuds 80. Geburtstag und betonten, dass durch Freuds Werk neben aller Wirkung auf die Geisteswissenschaften auch

nicht zuletzt in der Dichtung selbst die tiefe Spur seines Wirkens zu sehen [ist]...

Diesen Brief unterzeichneten Thomas Mann, Virginia Woolf, Stefan Zweig, Arnold Zweig, Hermann Hesse, Robert Musil, Kurt Tucholsky, Alfred Döblin, R. M. Rilke, u.v.a. Von allen oben erwähnten sind aber auch durchaus skeptische bis massiv ablehnende Äußerungen zur Analyse bekannt, einige versuchten, ihre persönliche Analyse zu verschweigen (Döblin). Alle teilten sie die große Angst davor, dass eine Psychoanalyse ihre kreative Potenz schwächen oder ganz „weganalysieren" könnte.

Am berühmtesten wohl Rilkes poetische Formulierung (in einem Brief an Gebsattel 1912).

...dass, wenn man mir meine Teufel austriebe, auch meinen Engeln ein kleiner Schrecken geschehe...(Cremerius 1995/84).

Etwas trockener Arthur Schnitzler im Tagebuch am 16.12.1922 (nach einem Besuch bei Freud in dessen Sommerfrische):

*In seinem gesamten Wesen zog er mich wieder an, und ich verspüre eine gewisse Lust, über allerlei Untiefen meines Schaffens und Daseins mich mit ihm zu unterhalten – was ich aber lieber unterlassen will (*Cremerius 1995/85).

Robert Musil, der die Psychoanalyse zeitlebens mit interessiertem Misstrauen betrachtete, schrieb nach einem ersten (halbherzigen) Therapieversuch zur Behebung seiner Schreib-Hemmung ins Tagebuch:

Mein Dilemma ist so stupid, dass es am Ende doch psychoanalytisch zu erklären ist.

R. Musil/Tagebuch, 28.04.1930/S. 715

Anno 1917 wollten Kafka, Max Brod und Franz Werfel in Prag sogar eine „Zeitschrift zur Propagierung der Psychoanalyse" gründen – der Plan wurde nie ausgeführt.

Den intellektuellen Autoren wurde zunehmend klar, dass es für den psychologischen Roman „nach Dostojevski und Freud nicht mehr viel zu tun gab", wie Musil bemerkte. Oder etwas später Bertolt Brecht (1940): „Kunstwerke haben das Recht, intelligenter zu sein als die wissenschaftliche Psychologie ihrer Zeit, aber nicht das Recht, dümmer zu sein."
(In: Werke Bd. 22/Schriften2/1/445)

Bei aller Ambivalenz aber hatten sich viele Dichter (z.B. Döblin) massiv für die Verleihung des Goethe-Preises an Freud 1930 eingesetzt (ganz im Gegensatz zu den Verhinderungs-Bemühungen vieler Goethe-Philologen…)

Der Preis (für Freud sicher nur ein „Trostpreis" statt des Nobelpreises) wurde ihm (laut Brief von Alfons Paquet) verliehen, weil die Psychoanalyse
in streng naturwissenschaftlicher Methode, zugleich in kühner Deutung der von Dichtern geprägten Gleichnisse
sowohl die Kulturwissenschaften als auch die Medizin bereichert hätte.

In seiner Preis-Rede betonte Freud vorwiegend die Begrenzungen der psychoanalytisch-biografischen Methode, feierte Goethe sozusagen als intuitiven Vorläufer der Psychoanalyse.

Aber auch die Analytiker waren natürlich bezüglich ihrer Stellung zu den Dichtern ambivalent:

1932 erschien in der Zeitschrift „Psychoanalytische Bewegung" ein fiktiver „Bericht Eckermanns über ein Gespräch mit Goethe am 22. März 1932". Darin bekennt Goethe, dass er noch nicht „den rechten Schlüssel" zum Traum habe und erklärt dann: *„Freud hat uns nun diesen Schlüssel gegeben! (…) Ja, auch ein erdichteter Traum stammt aus analogen Quellen …"*

Der Beitrag erschien unter dem Pseudonym Multaretuli. (Eventuell Abwandlung des von Freud geschätzten holländischen Schriftstellers Multatuli?) Wahrscheinlich wurde der Text verfasst von Hitschmann, wie Sterba 1982 andeutet.

VI. Ausblick: Von Hanns Sachs zu Ernst Kris

Ganz am Schluss möchte ich noch auf jenen Ansatz dieser „heroischen Zeit" der psychoanalytischen Literaturpsychologie (nach Walter Schönau) eingehen, der sich – zumindest nach meiner Einschätzung – in den Jahrzehnten danach als besonders „wirkmächtig" erwiesen hat:

In „Gemeinsamer Tagtraum und Dichtung" betonte Hanns Sachs 1924 die soziale Funktion der Dichtung zur Re-Sozialisierung des Symptoms: Ausgehend von zwei Fallgeschichten, in denen Kinder ihre Tagträume teilten (wobei eines die aktive „Autorenrolle" übernahm und das andere als „Proto-Publikum" mitmachte) postuliert Sachs, dass diese geteilten Tagträume durch analog strukturierte unbewusste Wünsche bzw. Phantasien möglich werden. Diese Wünsche aber können durch die (Mit-) Teilung des Phantasieerlebnisses in einem höheren Ausmaß bewusst werden. Dieser gemeinsame Tagtraum ist für Sachs die Keimzelle der Dichtung: Analog zu seinen gemeinsam tagträumenden Kindern will der Dichter möglichst viele Leser „wenn auch nur als aufnehmende und passive Teilnehmer" ins Spiel bringen.

Dies erreicht er durch die Modifikation seines (primär egoistischen) Tagtraum-Inhaltes weg vom Narzissmus der Person auf das Werk. Sein Held muss neutraler und „leerer" werden, um dadurch als Projektionsfläche für das Größen-Ich des Lesers verwendbar zu werden. Dann kann die beruhigende Gewissheit, dass die schuldhaften ödipalen Phantasieerregungen nicht uns allein betreffen, zu einer Reduktion der Schuldgefühle durch die „Resozialisierung des seelischen Schmerzes" führen.

Im Vergleich zu anderen Kompromiss-Bildungen wie beim Traum oder dem neurotischen Symptom imponiert dieser geteilte Tagtraum durch eine

neue soziale Leistungsfähigkeit (...) Wenn er sich vom Tagträumer zum Dichter verwandelt, dann hat der Vereinzelte den Weg zu den anderen, zur Gemeinschaft der Brüder zurückgefunden, er darf sich wieder als ihresgleichen empfinden, wenn ihr von ihm erweckter Gefühlssturm, ihr Beifall ihm zuruft, dass er nicht bloß seine, sondern ihre Wünsche gestaltet habe (Sachs 1924/28).

Zwanzig Jahre später beschreibt Sachs eine eigene intensive Erfahrung beim Lesen eines „psychologischen Werkes":

Jeder, der sich in die Lektüre eines Buches vertieft, geht eine Art Teilhaberschaft mit dem Autor ein. Sein Beitrag zu dem gemeinsamen Geschäftskapital besteht in der Bereitwilligkeit zur völligen Hingabe seiner Persönlichkeit – des Gefühls, der Phantasie, wenn nötig auch des Verstandes.

Das Buch und der Mann, der es schrieb, werden zum integrierenden Bestandteil seiner eigenen Person. Er teilt mit ihnen ein Stück seines Privatlebens, von dem oft sogar intime Freunde ausgeschlossen sind. Das kann sogar der Leser eines Buches erleben, das sich nicht ans Gefühl wendet, sondern nur objektive Tatsachen enthält... Es vollzieht sich unweigerlich, wenn der Leser an seine eigenen inneren Erlebnisse, die unbewussten selbstverständlichen eingeschlossenen, erinnert wird (Sachs, 1944/113f).

Sachs schildert hier seine erste Lektüre von Freuds Traumdeutung (damals kannte er Freud noch nicht persönlich, es handelt sich sozusagen um den Beginn einer Übertragungsliebe oder einer „lebenslangen Leser-Liebe".

Dieser „soziale Charakter" der Kunstwerke und auch der theoretischen Schriften war bereits vor dem Aufsatz von Sachs aus 1924 sozusagen „Allgemeingut" in der Psychoanalytischen Vereinigung: So betonte auch Reik die Idee der spiegelbildlichen Entsprechung von Lustgewinn bei Produktion und Rezeption von Dichtung:

Der psychische Vorgang der Lustentbindung beim Zuhörer kopiert den beim Dichter selbst.

Reik, 1929/195

Siegfried Bernfeld und auch Anna Freud (in ihrem ersten Vortrag vor der WPV 1922) beschäftigten sich mit dem Zusammenhang von Tagträumen und Lektüre bei Jugendlichen auch im entwicklungspsychologischen Sinn. (Anna Freud beschrieb das Wechselspiel zwischen Tagträumen und Lektüre eines Mädchens bis zum Verfassen eines eigenen Textes durch ihre Patientin zur „Bahnung des Rückweges aus dem Phantasieleben in die Realität". [A. Freud/1922] 1987/159)

Seit der Anna-Freud-Biographie von Young-Brühl wissen wir, dass Anna Freud als Autorin hier ihre eigenen Kindheitserlebnisse geschildert hat.

Von hier geht der Weg weiter zur Ich-Psychologie, zu einer Einschätzung einer „Tiefenwirkung" von Literatur und Lektüre unter Betonung des Arbeitscharakters: So schrieb Ernst Kris in seinem großen Werk „Die ästhetische Illusion" 1952 von der Befreiung von Schuldgefühlen durch die „Sozialisierung des Tagtraums". In diesem Werk prägt er auch den Begriff der „Regression im Dienst des Ich" am Beispiel der künstlerischen Kreativität und ihrer Rezeption. Er betont den Arbeits-Charakter beim kreativen Schaffen: Der Künstler habe sich nicht einem Spiel hingegeben, sondern eine Welt erschaffen!

In den Jahren zwischen 1900 und 1938 versuchten die PsychoanalytikerInnen eine professionelle Identität zu finden im Kraftfeld zwischen Naturwissenschaft/Medizin, Geisteswissenschaft und Künstlertum – wobei sie sich je nach Persönlichkeit, Neigung und Primär-Beruf natürlich sehr unterschiedlich verorteten.

Nach dem hier nur skizziertem Zeitraum vor dem Einbruch des Nationalsozialismus in Berlin und dann in Wien ging in der Emigration die intensive Beschäftigung der PsychoanalytikerInnen mit Literatur und auch die ambivalente Aufnahme seitens der Literaturwissenschaft weiter. (Speziell in den USA – trotz der dortigen Medikalisierung der Analyse).

Die dort verfassten grundlegenden Werke wurden leider oft erst Jahrzehnte nach Erscheinen des Originals ins Deutsche übersetzt (Kris: 1952 → 1976, Eisslers monumentale Goethe-Studie: 1963 → 1983), sodass im deutschen Sprachraum der Dialog zwischen Psychoanalyse und Literaturwissenschaft erst in den 70iger Jahren ernsthaft wieder aufgenommen wurde.

Eine erfolgreiche Kooperation zwischen Psychoanalyse und Germanistik kann weder in der Funktionalisierung der jeweils anderen Disziplin zur „Hilfs-Wissenschaft" noch im oberflächlichen Schmücken mit psychoanalytischen Begriffen seitens der Philologen gelingen, eine gleichberechtigte Beziehung ist aber zwischen den Disziplinen oft ähnlich schwer wie in Beziehungen zwischen Menschen.

Trotzdem gibt es sowohl auf Seiten der PsychoanalytikerInnen als auch auf Seiten der GermanistInnen Beispiele für eine souveräne Methoden-Integration in der Arbeit an konkreten Texten.

Für das gesamte 20. Jahrhundert und auch für unser neues Jahrtausend gilt jener Satz, mit dem der brillante Stilist und Germanist Peter von Matt die Wichtigkeit der Psychoanalyse für seine Wissenschaft betonte:
*Sigmund Freud hat das Lesen verändert (*von Matt 2001/129).

Literatur

Akhtar, S. (2000): Mental pain and the cultural ointment of poetry. In: Int. Journal of PA, 2/2000, S. 229–244.
Cremerius, J.: Freud und die Dichter. Freiburg 1995, Kore-Verlag
Dahl, G. (1996): Gemeinsames Tagträumen: Zur Geschichte des Berliner psychoanalytischen Literaturseminars. In: Greve, G. (Hg.) 1996, S. 305–314
Freud, S. :
– (1900): Die Traumdeutung. GW II/III, S. 1–642.
– (1908b): Der Dichter und das Phantasieren. GW VII, S. 211–224.
– (1913b): Das Motiv der Kästchenwahl. GW X, S. 23–38.
– (1919): Das Unheimliche. GW XII, S. 227–268.
– (1928b): Dostojewskij und die Vatertötung. GW XIV, S. 397–418.
– (1930): Goethepreis – Brief an Doktor Alfons Paquet. GW XIV, S. 543–552.
Freud, S. (1986): Briefe an Wilhelm Fließ, hg. von J. M. Masson. Frankfurt a.M. Fischer
Freud, S./Andreas-Salomé, L.: Briefwechsel (hg: Pfeifer, E.). Frankfurt a. M. 1966, Fischer
Freud, S./Ferenczi, S.: Briefwechsel (hg. Brabant, E., Falzeder, E., Giampieri-Deutsch, P.) Wien, Köln, Weimar 1993 bzw. 1996. Böhlau
Freud, S./Zweig A. (1984) : Briefwechsel, hg. von Ernst Freud, Frankfurt a. M. Fischer
Gay, P. (1987): Freud – eine Biographie für unsere Zeit, Frankfurt a.M. 1989. Fischer
Gay, P. (1990): Freud entziffern, Frankfurt a.M. Fischer
Greve, G. (Hg.) (1999): Goethe. Die Wahlverwandtschaften. Mit Beiträgen von Heinrich, K. ; Stefan, I.; Beland, H.; Böhme, H.
Tübingen, edition diskord
Jones, E. (1953): Sigmund Freud, Leben und Werk (Band I–III), München 1984. dtv
Kris, E. (1952): Die ästhetische Illusion. Phänomene der Kunst in der Sicht der Psychoanalyse, Frankfurt a.M. 1977. Fischer

Le Rider, J. (1990): Das Ende der Illusion. Die Wiener Moderne und die Krisen der Identität. Wien 1990, Löcker

Lorenzer, A. (1986): Tiefenhermeneutische Kulturanalyse. In: Kultur-Analysen, hg. von Lorenzer A., Frankfurt a.M. Fischer. S. 11–98

Mahony, P.J. (1982): Der Schriftsteller Sigmund Freud, Frankfurt a.M. 1989. Suhrkamp

Musil, R. (1976): Tagebücher, Band I und II (hg: Frisé, A.) Reinbek 1976, Rohwolt

von Matt, Peter (1972): Literaturwissenschaft und Psychoanalyse, Stuttgart 2000

von Matt, Peter (2001): Nachwort zu Literaturwissenschaft und Psychoanalyse, Stuttgart. Reclam. S. 129.

Nunberg, H. und Federn E. (Hg.) (1976): Protokolle der Wiener Psychoanalytischen Vereinigung, Band I bis IV. Frankfurt a.M. Fischer

Quinodoz, J.-M.: Reading Freud. London 2005, Routledge

Reik, Th.: Hören mit dem dritten Ohr. Die innere Erfahrung eines Psychoanalytikers. Frankfurt/M. 1983, Fischer

Rohrwasser, M.: Freuds Lektüren. Gießen 2005, Psychosozial-Verlag

Rutschky, M.: Lektüre der Seele. Eine historische Studie über die Psychoanalyse der Literatur. Frankfurt/M. 1981, Ullstein

Sachs, H.: Gemeinsame Tagträume. Leipzig/Wien/Zürich 1924

Sachs, H.: Freud, Meister und Freund. Frankfurt/M. 1982, Ullstein

Sterba, R.: Erinnerungen eines Wiener Psychoanalytikers. Frankfurt/M. 1985, Fischer

Schönau, W. (1991): Einführung in die psychoanalytische Literaturwissenschaft, Stuttgart. Metzler

Tichy, M. u. Zwettler-Otte, S.: Freud in der Presse. Rezeption Sigmund Freuds und der Psychoanalyse in Österreich 1895 bis 1983. Wien 1999, Sonderzahl Verlag

v. Ungern-Sternberg, W. (1998): Otto Rank in seiner Wiener Zeit zwischen Psychoanalyse und Philologie: Eine Problemskizze. In: Psychosozial/Jg. 21/Nr. 73/1998/III Gießen 1998, Psychosozial-Verlag

Rainer Gross

Das Bild des Psychoanalytikers/Das Bild der Psychoanalyse

Am Anfang meines Referates möchte ich Ihnen mein Lieblingsbild aus einer imaginären Galerie von Bildern der psychoanalytischen Beziehung vorstellen. Es ist mir wichtig geworden und geblieben durch seine poetische Balance zwischen Melancholie und Hoffnung:
„In der analytischen Beziehung entwickelt sich immer aus dem emotionalen Angebot des Analytikers ein emotionales Echo des Analysanden. Dieses emotionale Echo enthält die Reste und trägt die Spuren der Gäste, die am einst frisch gedeckten Tisch des Kindes, das der Analysand einmal war, gesessen, gegessen, gefressen, gewütet, gefastet, verachtet, verschlungen, gespuckt, gestohlen und getrunken haben. Das alles ist in der Vergangenheit versunken. Als Analytiker bin ich der verspätete Gast, der von alldem, was da einst vorging, nichts weiß und nichts versteht. (.....) Ich sitze mit dem Analysanden zwischen halbleeren Flaschen am schon abgesessenen Tisch. So saß noch niemand zuvor. Es ist eine neue Erfahrung für beide. „ (Morgenthaler 1981, 90)

Das schrieb der Psychoanalytiker, Maler und Jongleur Fritz Morgenthaler 1978.

Welche Bilder von Psychoanalyse und von der Funktion des Psychoanalytikers prägen nun, ca 30 Jahre später, die Erwartungen und Vorstellungen sowohl der Patienten als auch der Analytiker von der gemeinsamen Arbeit?

Nach der Einschätzung vieler (speziell „humanistischer") Psychotherapeuten, Soziologen und Publizisten ist einer veralteten Psychoanalyse ihr Subjekt bzw. sind ihr ihre Patienten abhanden gekommen:

Es gebe kaum mehr „schuldige" Menschen im Sinne der Patienten Freud's, im Mittelpunkt des Interesses stehe nun der „tragische" Mensch der Moderne. (Dieser moderne Patient würde nicht mehr an seinen Konflikten erkranken, sondern leide an der empathischen Indifferenz seiner Umwelt, fühle sich dementsprechend entfremdet, in seiner Identität verunsichert.) Identität sei in der Postmoderne zwar leicht zu wählen, ein Gefühl der Kontinuität dieser Identität falle jedoch zusehends schwerer. Die zugehörigen Stichworte der Identitätsdiffusion, der „Patchwork-Indentität" sind Ihnen bekannt. Der Sozialphilosoph Charles Taylor (1991) sprach in diesem Zusammenhang von einer *„Authentizitätskultur".* Wir seien auf der Suche nach einem innersten (authentischen) Kern, der Identität sichern soll. Gleichzeitig werden für die Menschen persönliche Beziehungen immer wichtiger, jedoch auch immer kurzlebiger. Nächstes Stichwort daher: *„Beziehungskultur"!*

Durch die Definition über die rasch wechselnden Beziehungen bleibt die Balance für die Identität weiterhin schwankend. Dementsprechend der Befund des psychoanalytischen Soziologen Frosh (1991) (in der Nachfolge von Christopher Lasch (1986):

Die narzißtische Selbstrepräsentation sei eine zentrale Erfahrung des postmodernen Menschen. Dementsprechend drehe er sich in solipsistischer Genügsamkeit nur um sich selbst, die anderen dienen nur als wechselnde Identitätslieferanten: Daher laut Frosh

„I am so like everything, that I am nothing at all." (Frosh 1991, 36)

Insgesamt kommen also immer mehr Patienten mit Identitätsproblemen (meist allerdings verpackt in Beziehungsprobleme) zur Therapie: Die Populärformulierungen dafür kennt jeder aus Zeitung und Talk-Show: Ich muss lernen mich abzugrenzen, ich fühle mich für alles verantwortlich, ich kann nicht nein sagen, ich habe Angst vor Nähe und Beziehung etc.etc. Dementsprechend scheinen die multiplen Ausformungen der humanistischen Psychologie mit ihren Kernvorstellungen durchaus adäquat als Therapieformen zu sein: Ihre Konzepte sind bereits tief ins Alltagsbewußtsein (und teilweise via Selbst-Psychologie auch in die Psychoanalyse) eingedrungen. Es handelt sich dabei zentral um die Vorstellung, dass in jedem Menschen ein innerer, wertvoller Kern des ganz und gar Eigenen verborgen liegt, der „nur" gehoben bzw. entdeckt werden muss, z.B. sagt Rogers:

„Der innerste Kern der menschlichen Natur, die am tiefsten liegenden Schichten seiner Persönlichkeit sind von Natur aus positiv, von Grund auf sozial, vorwärtsgerichtet, rational und realistisch ..." (Rogers 1961, zitiert nach Jaeggi 1998, 76)

Heinz Kohut sieht das ähnlich:

„Ein Mensch erlebt sich selbst als kohärente, harmonische Einheit in Raum und Zeit, verbunden mit der Vergangenheit und sinnvoll in eine kreativ-produktive Zukunft weisend ... „ (Kohut 1977, 237)

Das zweite „Essential" in diesem Rahmen ist die Vorstellung der „helfend-heilenden" bzw. *„authentischen" Beziehung*, die per se schon therapeutisch wirke. Insgesamt also kann hier der Therapeut ein liebevoller Helfer bei der Schatzsuche sein, die Therapie ein spannender Wochenend-Ausflug ins El Dorado.

Die Organisation innerer Erfahrungen nach dem Muster einer abenteuerlichen Fahrt, der Gewinnung eines Schatzes nach Kampf mit bösen Widersachern gehorcht einem uralten Prinzip der Sinnstiftung durch Erzählung. Wir alle kennen die individuellen und auch kollektiven Mythen und Märchen von der Ausfahrt des Helden, der eine Not oder einen Mangel abwenden soll durch Suche nach einem magischen Heilmittel, wobei er nach seiner Rückkehr dann die Königstochter erringt.

Bereits 1924 hat Wladimir Propp in seiner Arbeit „Die Morphologie des Märchens" eine Abfolge von mehr als 30 „Funktionen" beschrieben, die als konstante bzw. wenig variierte Elemente einer Erzählung in ihrer Anzahl begrenzt sind, in ihrer Reihenfolge meist unumkehrbar. Er fand dieses Muster bei russischen Volksmärchen, es wurde oftmals (unter anderem auch auf griechische Mythologie) angewandt. In einem neueren spannenden und spekulativen Buch „Die Kulte des Altertums" hat Walter Burkert (1998) als biologische Notwendigkeit am Anfang des Erzählens die Abenteuer bei der Nahrungssuche und bei der Jagd postuliert. In diesem Zusammenhang der „abenteuerlichen Suche als Mittel der Problemlösung in Form einer Erzählung dargestellt" weist er auf die Wichtigkeit der **Schamanenerzählungen** hin:

„Es gibt eine Theorie, wonach ein bestimmendes Prinzip, wenn nicht gar der Ursprung des Erzählens vom speziellen Ritual des Schamanismus herkomme. Der Schamane führt in Extase vor, wie er eine abenteuerliche Suche in jenseitige Bereiche unternimmt, er steigt zum Himmel auf oder in die Unterwelt hinab, er begegnet Geistern, Dämonen und Göttern. Zweck der Reise ist es, die Seelen von Kranken zurückzuholen, die man im Jenseits gefangen glaubt ..." (Burkert 1998, 87)

Laut Burkert sei der Schamanismus eine spezielle Entwicklung des generellen Suchprogrammes mit einem bezeichnenden Mehr an Phantastischem.

Bereits 1966 wies Eric Dodds in „Die Griechen und das Irrationale" auf die schamanistischen Wurzeln der griechischen Seher, der Figur der Pythia etc. hin. (Spätestens hier teilen sich zwei Traditionsstränge:

Der marginalisierten, in ihrer Trance selbst vom Heiligen ergriffenen Pythia – bezeichnenderweise fast immer Frauen! – stehen mit ihrem Ahnherrn Teiresias bereits die Orakelpriester und Seher gegenüber, die durchaus kontrolliert theologisches Herrschaftswissen auch zu politischen Zwecken einsetzen.) Wir sehen also, dass die Therapeuten und auch die Psychoanalytiker in ihrer Ahnengalerie durchaus den Schamanen vorweisen können.

Peter Passett (1992) wies auch auf die Wichtigkeit dieser „mantischen" Erbschaft für die Psychoanalyse hin, die dementsprechend nicht nur nach ihrer Anerkennung als Naturwissenschaft schielen dürfe. Sie dürfe ihre Herkunft vom prä-cartesianischen bzw. metaphorischen Denken nicht verleugnen.

In der Ahnengalerie der Psychoanalytiker finden wir neben Schamanen, Sehern und Renaissance-Intellektuellen (die noch in Personalunion Wissenschafter und Alchemisten waren) jedoch auch Figuren der Aufklärung: Am bekanntesten wahrscheinlich der Psychoanalytiker als Archäologe und als Detektiv.

Die Parallele zur Archäologie wurde oft von Freud selbst thematisiert, am bekanntesten wohl die Stelle aus „Konstruktionen in der Analyse": *„Wie der Archäologe aus stehengebliebenen Mauerresten die Wandungen des Gebäudes aufbaut, aus Vertiefungen im Boden die Anzahl und Stellung von Säulen bestimmt, ... , genau so geht der Analytiker vor, wenn er seine Schlüsse aus Erinnerungs-*

brocken, Assoziationen und aktiven Äußerungen des Analysierten zieht. Beiden bleibt das Recht zur Rekonstruktion durch Ergänzung und Zusammenfügung der erhaltenen Reste unbestritten." (Freud 1937, zitiert nach Freud Studienausgabe Band XI, 397)

Früh erkannt wurde auch die Parallele der analytischen Arbeit zur detektivischen Funktion, wobei beide aus gefundenen Indizien – Details, durch Verhör und Nachprüfung schließlich einen Schuldigen feststellen und zur Strecke bringen. (Diese „detektivische Funktion" des Analytikers ist wohl heute weniger aktuell und würde dem Analytiker wohl als Beziehungsabwehr seinerseits gedeutet werden. In der Populärkultur erfreut sich das detektivisch-kriminalistische Paradigma weiterhin großer Beliebtheit, wobei in jüngster Zeit die Analytiker auch weniger ehrenwerte Funktionen als die des Detektivs einnehmen (so z. B. Hannibal Lecter als „analytischer" Berater der Detektivin, gleichzeitig jedoch Serien-Killer, der seine Patienten aufzuessen pflegte.)

Anderes Beispiel:

Im Film „Der Herr der Gezeiten" löst Barbra Streisand auch detektivisch das Rätsel des „real erlittenen Traumas". (Nebenbei betreibt sie durch ihre Liebesbeziehung mit Nick Nolte etwas intensive Angehörigen-Betreuung: Er ist der Bruder ihrer Patientin.)

Vor 60 Jahren gab es noch große Hollywood-Filme mit Thematisierung der detektivischen bzw. aufklärerischen Funktion von Katharsis und Liebe in der Psychoanalyse: Berühmtestes Beispiel wohl Hitchcocks „Spellbound" (Deutscher Titel: Ich kämpfe um Dich, 1945 gedreht mit Ingrid Bergman und Gregory Peck). Das Drehbuch schrieb Ben Hecht, damals ebenso wie der Produzent Selznick selbst in Psychoanalyse, beraten wurde er von den „namhaftesten amerikanischen Analytikern". Originalzitat aus dem Filmscript:

„Wenn die Komplexe, unter denen der Patient leidet, aufgedeckt und gedeutet sind, lösen sich Krankheit und Verwirrung auf – die dämonischen Kräfte sind aus seiner Seele verbannt." *(Koch 1989, 119)*

Hier schimmern eher exorzistische Beschwörungen des „Symptom-Vampirs" durch, ältere mythisch-magische Vorstellungen vom Arzt als Wunderheiler bzw. der Heilung durch Liebe.

Durch Verschmelzung des Analytikers mit dem Detektiv wird die therapeutische Sitzung als Verhör inszeniert. Die vom Patienten begangene Tat wird rekonstruiert als eine nur phantasierte. Seine „Selbstverurteilung zum lebenslänglichen Symptom" kann damit aufgehoben werden.

Auch dieses Gerichtssaal-Modell mit dem Patienten als unschuldig zum Leiden verurteiltem Opfer, der durch den engagierten Analytiker sozusagen im Revisionsverfahren freigesprochen wird, (meist mit gleichzeitiger Verurteilung eines Elternteils als „echtem Täter") ist heute problematisch geworden: Spätestens seit der vor allem in Amerika geführten Kontroverse über „false memories" bei Inzest-Opfern wurde klar, dass sich im juridischen Rahmen keine Therapie durchführen lässt und in der Therapie kein Urteil vollstrecken lässt. (Vgl. Assmann 1998, 135)

Wir sehen also, wie stark bei den Patienten der Psychotherapie und wohl auch der Psychoanalyse der Wunsch nach Identität bzw. deren Gewinnung durch Organisation des psychischen Lebens im Sinne einer zusammenhängenden Erzählung ist. Möglichst sollte diese Erzählung ein happy end haben. In dieser Sichtweise bleibt allerdings die Funktion des Therapeuten deutlich begrenzt:

Die Beziehung zum Therapeuten wird fast ausschließlich nach dem Muster einer idealen Mutter-Kind-Interaktion gestaltet. Gefordert sind Akzeptanz, Wärme, bedingungslose Hingabe und Einfühlung. Dementsprechend vorherrschend von beiden Seiten die Einschätzung der *Therapie als Wiedergutmachung* bzw. als „korrektive" emotionale Erfahrung. Boshaft formuliert: Wenn der Glanz im Mutterauge zu schwach war, so soll zumindest der Glanz im Therapeutenauge fast schon Flutlicht-Stärke haben.

Auch die Kritik an dieser zentralen Metapher der Mutter-Kind-Dyade als primäres Ziel der Therapie ist schon lange ausformuliert: Natürlich ist so viel Einheit und Verschmelzung nur zu haben um den Preis der ausbleibenden bzw. vermiedenen Triangulierung. Differenz per se bleibt außerhalb der Therapie bzw. wird vermieden. Lilli Gast formulierte dazu: „Die Magie des liebevollen Verstehens setzt die Introspektion auf die Fährte des vom gleichsam differenzlos Anderen empathisch bereits Erschlossenen.." (Gast 1992, zitiert nach Jaeggi 1998, 80) Letztlich geht es hier nicht um Konfliktlösung, sondern um *Erlösung*. Dieses „Glücksversprechen" vereint auch die psychotherapeutische (im Extremfall esoterische) Linie mit dem technizistisch-pharmakologischen Angebot:

Ein möglichst schnell wirksames Medikament (Prosac!) oder eine kurze, intensive kathartische Erfahrung soll dazu führen, die Schätze des Unbewußten zu heben bzw. seine Mächte dienstbar zu machen. Deutlich wird hier die Vermeidung von psychischer Arbeit, von Durcharbeiten, vor allem aber der intensive Wunsch, der quälend erlebte Konflikt möge endlich aufhören. Spätestens hier jedoch muss die Psychoanalyse Einspruch erheben: Wenn sich auch der „draußen erniedrigte Mensch souverän fühlt in der eigenen Seele", so beruht dieses Souveränität auf einer Selbsttäuschung: Nach der berühmten und vielzitierten Stelle aus Freuds Aufsatz über „Eine Schwierigkeit der Psychoanalyse" ist nämlich

„Das Ich nicht Herr im eigenen Haus. Denn diese Seele ist nichts Einfaches, vielmehr eine Hierarchie von über- und untergeordneten Instanzen, ein Gewirre von Impulsen, die unabhängig voneinander zur Ausführung drängen, entsprechend der Vielheit von Trieben und von Beziehungen zur Außenwelt, viele davon einander gegensätzlich und miteinander unverträglich." (Freud 1917, zitiert nach Freud GW XII, 9 f)

Diese nicht reduzierbare psychische Heterogenität des Subjekts betrifft auch das Ich selbst:

Freud (1938) beschreibt den Beginn dieses Prozesses in dem hinterlassenen Fragment „Die Ich-Spaltung im Abwehrvorgang": Das kindliche Ich im Dienste eines mächtigen Triebanspruches und konfrontiert mit einer schweren realen Gefahr bei Fortsetzung der gewohnten Triebbefriedigung soll sich entscheiden: Anerkennung der realen Gefahr und damit Verzicht auf Triebbefriedigung oder Verleugnung der Realität im Sinne der weiteren Befriedigung.

Freud beschreibt das Dilemma mitfühlend und genau:

„Das Kind antwortet auf den Konflikt mit zwei entgegengesetzten Reaktionen, beide gültig und wirksam. Einerseits weist es mit Hilfe bestimmter Mechanismen die Realität ab und lässt sich nichts verbieten, andererseits anerkennt es im gleichen Atem die Gefahr der Realität, nimmt die Angst vor ihr als Leidenssymptom auf sich und sucht sich ihr später zu erwehren. Man muss zugeben, das ist eine sehr geschickte Lösung der Schwierigkeiten. Beide streitenden Parteien haben ihr Teil bekommen. Aber umsonst ist bekanntlich nur der Tod. Der Erfolg wurde erreicht auf Kosten eines Einrisses im Ich, der nie wieder verheilen, aber sich mit der Zeit vergrößern wird. Die beiden entgegengesetzten Reaktionen auf den Konflikt bleiben als Kern einer Ich-Spaltung bestehen. Der ganze Vorgang erscheint uns so sonderbar, weil wir die Synthese der Ich-Vorgänge für etwas Selbstverständliches halten. Aber wir haben offenbar darin unrecht ...." (Freud 1938, zitiert nach Freud Studienausgabe III, 391 f)

Erst dieser Riß im Ich generiert sichtlich den Wunsch nach Identität:

Identität bezeichnet daher keinen Zustand, sondern einen Wunsch des Menschen. In diesem mit sich selbst nicht identischen, unglücklichen Zustand aber beginnt der Mensch zu phantasieren. (Laut Freud phantasiert der Glückliche ja nie, nur der Unbefriedigte.) Dadurch aber wird Entwicklung und psychisches Leben im engeren Sinn überhaupt erst möglich: Die Einsicht in diese notwendige Nicht-Selbstidentität des Menschen beinhaltet die dritte narzißtische Kränkung des Menschen durch Freud (nach Kopernikus und Darwin). Sie beschreibt auch das „Jenseits" der Kur, die Grenzen der Therapie. In der pointierten Zuspitzung von Peter Schneider:

„Es ist wahr, dass die Psychoanalyse durch Einsicht heilt – durch die Einsicht in die Unheilbarkeit. Psychoanalyse ist der Abschied von den Phantasmen des Heilseins und der Heilung." (Schneider 1995, 89)

Anders ausgedrückt: Die Versprechungen der Analyse als Therapie zielen notwendigerweise auf eben jenes narzißtische Phantasma der heilen Ungespaltenheit hin, das die analytische Theorie dekonstruiert.

Der Riß, die Spaltung geht also auch durch die Psychoanalyse selbst, das vielzitierte „Junktim von Forschen und Heilen" ist auch kein friedliches Nebeneinander, sondern eine spannende und oft gespannte Beziehung.

Jean Laplanche (1996) betonte in seinem Aufsatz „Die unvollendete kopernikanische Revolution in der Psychoanalyse" die Spannung und Pendelbewegung Freud's schon in der Theoriebildung: Auch er zitiert aus dem oben genannten Text „Eine Schwierigkeit der Psychoanalyse" und zwar zuerst Freud's Betonung des „Fremden" im Ich:

„... Es kommen Impulse, die wie die eines Fremden sind, sodass das Ich sie verleugnet. (....) Das Ich sagt sich, das ist eine Krankheit, eine fremde Invasion ..." (Freud 1917, zitiert nach Freud GW XII, 8 f)

Im Text beruhigt dann Freud und reduziert diese Fremdheit des Unbewußten:

„Es ist nichts Fremdes in dich gefahren, ein Teil von deinem eigenen Seelenleben hat sich deiner Kenntnis entzogen." (Freud 1917, zitiert nach Freud GW XII, 9 f)

Laplanche skizziert also auch den gegenteiligen, „ptolemäischen" Zug in Freud's Theoriebildung, der die Dezentrierung des Ich überwinden will bzw. träumt von der „völligen Bändigung des Unbewußten durch das Bewusste." (Freud 1895).

Diese „Dompteurs-Phantasie" stammt aus dem selben berühmten Brief Nr. 169 (in der Ausgabe der „Fließ-Bände von 1986) an Wilhelm Fließ, in dem er dem Freund klagte, dass er „an seine Hysterika nicht mehr glaube".

Sie alle kennen die bekannteste Formulierung dieser Seite des Freud'schen Denkens:

„Wo Es war, soll Ich werden!" (Freud 1933, zitiert nach Freud Studienausgabe I, 516)

Diese Spannung und dieser Konflikt zwischen De-Zentrierung und Re-Homogenisierung des Ich zieht sich in Freuds Werk von den frühen Briefen an Wilhelm Fließ bis zu den späten Arbeiten.

Für den Analysanden am wichtigsten ist wohl der Respekt seines Analytikers für die Konflikthaftigkeit als Motor seines gesamten Tuns und vor allem Phantasierens, für sein Schaukeln zwischen Triebwünschen, Abwehrbewegungen, äußerer Realität, Primärprozess, Sekundärprozess etc., etc.

Im Idealfall kann der Patient mit respektvoller Unterstützung seines Analytikers lernen, seinem psychischen Apparat sozusagen bei der Arbeit zuzusehen. So wird er erleben,

„wie der Wunsch einen Anlass der Gegenwart benützt, um sich nach dem Muster der Vergangenheit ein Zukunftsbild zu entwerfen." (Freud 1908, zitiert nach Freud Studienausgabe X, 175)

Wichtig bleibt dabei das Offenhalten der Situation, das *Sich-nicht- entscheiden-Müssen* (auch nicht in der vorschnellen Formulierung von Hypothesen oder Deutungen):

Nochmals vielleicht etwas slogan-haft verkürzt zur Klarstellung:

Alle Hochachtung vor der Triebkraft des Wunsches, vor dem Entwicklungspotential der Phantasie von Einheit, von Gelingen und von Harmonie. Tiefes Misstrauen aber scheint mir angebracht gegenüber der Frühpensionierung dieses Wunsches durch seine scheinhafte Erfüllung und Sedierung mittels Verleugnung jeglicher Differenz und aller Konflikte. Ein vorzeitiger seelischer Ruhestand ist nicht gleichbedeutend mit Erfüllung und Vollendung, sondern mit Stillstand.

Im zweiten Teil meines Beitrags möchte ich daher einige Konzepte vorstellen, die mir in meiner Arbeit der letzten Jahre geholfen haben, die oft verwirrenden Abfolgen von Entwicklung, Regression und Stillstand in Analysen und auch in der psychiatrischen Arbeit etwas besser zu verstehen.

Letztlich ging es auch dabei immer um Bilder: Bilder von zwei Menschen und von drei Menschen und ihren Beziehungen zueinander.

Container/contained – Bions Konzept vom Denken
(Oder: Von der Öffnung der Dyade in den triangulären Raum)

<u>Wilfred Bion</u> *(1962, 1963, 1965, 1970) postuliert ein ubiquitäres, biologisch vorprogrammiertes Beziehungsmuster zwischen dem* **Container** *(Behälter) und dem* **contained** *(dem Inhalt). Er sieht dieses Modell in der Konzeption (Penis – in – Vagina), der Schwangerschaft (Embryo – im – Uterus), beim Stillen (Brustwarze – im – Mund) und bei der Defäkation (Kotstange – im – Dickdarm). Es handle sich immer um* „**one thing inside another**", *in vielen Variationen sei dies die Basis für das somato-psychische Erleben des Menschen von der Geburt an.*

Immer gibt es einen Ort bzw. ein Objekt (eben den Container), dessen Sinn darin besteht ein Etwas (das contained) in sich aufzunehmen. Dadurch aber verändern sich Container und contained und etwas Neues, etwas Drittes kann entstehen.

Die frühesten somato-psychischen Erfahrungen bestehen laut Bion aus einer rohen, archaischen Form von emotionalen Einheiten, in seiner Sprache „**Beta-Elemente**". Diese suchen sich einen Platz (Container), wo sie sein können, wachsen und transformiert werden können. Dementsprechend ist Container/contained auch ein Modell für die Entstehung der Denkfähigkeit, d.h. für die Verwertung bzw. „Metabolisierung" jeder Erfahrung, jeder Wahrnehmung, Phantasie und sonstiger Erlebnisse. Falls die Beta-Elemente einen „Nistplatz" im mentalen Leben eines Containers (Mutter, Analytiker etc.) finden, so können sie in **„Alpha-**

Elemente" transformiert werden. Wie macht das nun der Container, bzw. wie transformiert man Beta- in Alpha-Elemente?

Laut Bion benötigt der Container dafür die Fähigkeit der **„negative capability"**. (Interessanterweise stammt dieser für Bions Theoriebildung zentrale Begriff aus einem Brief des romantischen englischen Dichters John Keats an dessen Brüder.

„Negative capability, that is when a man is capable of being in uncertainties, mysteries, doubts, without any irritable reaching after fact und reason. ,, (Keats 1817)

Eben durch diese Fähigkeit, vorerst aufzunehmen ohne zu beurteilen und zu erklären, durch diese Ambiguitätstoleranz, kann das aufnehmende Objekt (die Psyche des Containers) das Aufgenommene (d.h. das Hineinprojizierte, Schmerzhafte, das vom Subjekt noch nicht gehalten, nicht gedacht und nicht verstanden werden kann) vorerst in sich behalten, metabolisieren und erst dann dem Subjekt spät genug und dosiert genug „zurückfüttern". Erst dann kann es vom Subjekt verdaut werden, erst dann kann es für ihn Nahrung bzw. eine neue Erfahrung werden.

Dieser Vorgang ist natürlich höchst schwierig und störungsanfällig: Falls der Container nur aufnimmt, ohne zu entgiften und zurückzugeben, wird er irgendwann übervoll von schwer aushaltbaren Emotionen bzw. Affekt-Bruchstücken. Dann bestünde die Gefahr einer sozusagen unkontrollierten Rückgabe „im Schwall" bzw. einer aggressiv bis sadistisch getönten Gegenübertragungsreaktion. Falls umgekehrt zu früh (bzw. zu wenig entgiftete Inhalte) zurückgefüttert wird, wird der Analysand das Zurückgegebene nicht als Eigenes Anerkennen, sich dementsprechend verfolgt statt gefüttert fühlen.

<u>Donald Meltzer</u> formulierte dazu trocken
„You have to be a toilet before you can be a breast." (Meltzer, zitiert nach Lazar 1998, 272)

Das Kind erlebt die Unfähigkeit oder mangelnde Bereitschaft der Mutter, seine Projektionen (= Beta-Elemente) aufzunehmen als einen aktiven Angriff seitens der Mutter bzw. als einen Versuch der Mutter, die Verbindung zwischen Mutter und Kind zu zerstören. Will das Kind das Bild der guten Mutter bewahren, dann muss es dieses Wissen um die bösartigen Angriffe seitens der Mutter von seinem guten Mutter-Bild abspalten! Laut Bion bedeutet dies, dass Wissen an sich als gefährlich erlebt wird, insbesondere später das Wissen um die Sexualität der Eltern miteinander als lebensgefährlich! (In diesem Fall wird nämlich später der hinzukommende Vater als „das Böse in der Mutter" identifiziert, dementsprechend sehr gefürchtet.)

Wenn aber als Folge der „negative capability" ein leerer Raum, ein Nicht-Wissen ausgehalten werden kann und dadurch ein innerer (vorerst zwischen Mutter und Kind gemeinsamer) Raum bereitgestellt werden kann, dann kann noch nicht Gewußtes gedacht werden.

Dadurch eben kann seitens des Kindes Frustration ausgehalten werden, z.B. kann die unaushaltbare Beta-Funktion „Hunger = böses Objekt ist in mir" transformiert werden in einen Gedanken: Mit dem Hungergefühl verbindet sich dann ein visuelles Bild dessen, was zur Stillung nötig ist („needed breast"). Das bedeutet folgende Transformation: Was mich quält, ist nicht ein böses Objekt in mir, sondern ein befriedigendes Objekt, das nicht da ist, dessen Wiedererscheinen aber erwartet und erhofft werden kann. Damit entstehen laut Bion auch Zeit und Raum.

(**Raum**: der Ort, wo das Objekt nicht ist, aber wo es war und wieder kommen kann.

Zeit: Objekt ist jetzt nicht da, war aber da und wird wiederkommen).

Damit beginnt auch die Fähigkeit zu hoffen und symbolisch zu denken (in Bions knapper Formel: „Keine Brust, deshalb ein Gedanke")

Daher laut Bion weiter: Wenn die Beziehung zwischen dem Container und dem Aufgenommenen gut ist, so lässt das ein drittes Objekt entstehen. Die beiden teilen dieses dritte Objekt so miteinander, dass alle drei davon profitieren. Im Gegensatz dazu lässt eine schlechte Beziehung zwischen Container und contained einen Dritten entstehen, der für alle drei eine zerstörerische Wirkung entfaltet. (Das Container-Konzept und sein Inhalt meint anfangs zwar deutlich eine Zweipersonen-Beziehung, mit der zunehmenden Re-Internalisierung von Alpha-Elementen (und später auch der Alpha-Funktion der Mutter seitens des Säuglings) kann dann die Mutter auch als eine vom Säugling Getrennte („abwesende Brust") wahrgenommen werden. Diese getrennte und vom Säugling unabhängige Mutter hat ihr eigenes Leben, insbesondere eine Beziehung zum Vater.

Dieses Erkennen der mütterlichen Beziehung zum Vater und die Anerkennung dieser Beziehung bedeutet, dass das Kind sein Bild der andauernden und exklusiven Beziehung zur Mutter aufgeben muss. (Falls dies nicht ertragen wird, entstehen Verfolgungsängste.) Die Anerkennung der Beziehung der Eltern zueinander inkludiert auch den qualitativen Unterschied dieser genitalen und zeugenden elterlichen Beziehung gegenübergestellt der Beziehung der Eltern zum Kind. (Auch diese Entdeckung führt zu Traurigkeit und vor allem zu Neidgefühlen.)

Erst dadurch, eben durch diese Anerkennung der Beziehung der Eltern zueinander seitens des Kindes, schafft sich das Kind seine einheitliche psychische Welt, die es mit seinen beiden Eltern teilen kann, erst dadurch schließt sich das ödipale Dreieck, und es entsteht eine Begrenzung für die innere Welt des Kindes. Dies ist der berühmte „**trianguläre Raum**" von Ronald Britton (1989): Ein Raum, eingefasst von den drei Personen der ödipalen Situation und ihren potentiellen Beziehungen zueinander!

In diesem triadischen Raum ist dem Kind nun erstmals eine Objektbeziehung der dritten Art möglich: Das Kind kann sich als **Beobachter** (des elterlichen Paares) erleben, erstmals nicht als Mitbeteiligter und Akteur der Szene! Diese anfangs schmerzliche Position des „**ausgeschlossenen Dritten**" ermöglicht später auch, sich beobachtet zu fühlen, ohne allzu große Angst oder Verzweiflung. Diese Fähigkeit zur Beobachtung, zum beobachtet werden und später zur Selbstbeobachtung wünschen wir uns bei unseren Patienten und bei uns selbst: Eben sie ermöglicht uns das Oszillieren zwischen affektiver Beteiligung und distanzierterer Betrachtung des eigenen Fühlens und Tuns.

In seinem Aufsatz: „The missing link" betont Britton (1989) die Wichtigkeit der Repräsentanz des elterlichen Paares (und seiner Beziehung zueinander) für die Entwicklung dieses psychischen Raumes.

In diesem psychischen Raum können nun die verschiedenen Konstellationen durchgespielt werden, bei denen immer zwei zusammengehörige Personen bzw. Funktionen einem Ausgeschlossenen gegenüberstehen: In der analytischen Situation bedeutet das Entstehen des „**analytischen Dreiecks**" die Anerkennung des Analytikers als eine von den Projektionen des Analysanden auch unabhängige Person. Erst dadurch kann der Analytiker zum „denkenden Analytiker" (Schoenhals 1993) werden, bzw. kann der Analysand tolerieren, dass sich der Analytiker durch sein Nachdenken von ihm entfernt bzw. seine Nicht-Identität mit den Projektionen des Patienten spürbar wird. Speziell schwerer gestörte Patienten können oft die Nicht-Identität des Analytikers mit ihrem inneren Bild von ihm kaum tolerieren, reagieren höchst aggressiv bis panisch auf den Versuch des Analytikers, sich zwischenzeitlich aus ihren Projektionen zurückzuziehen bzw. zwischen Einfühlung und distanzierter „Deutungs-Vorbereitung" zu oszillieren. Diese Bewegung des Analytikers hin zum Beobachten gilt dem Patienten als Beweis des Nicht-verstanden-Werdens. Laut Ronald Britton ist nämlich

„Das Bedürfnis nach Übereinstimmung umgekehrt proportional zur Erwartung von Verstehen." (Britton 1997, 111)

In jenen Analysen, in denen das Bedürfnis nach Übereinstimmung absolut und überschwemmend ist, glaubt der Analysand, diese absolute Übereinstimmung nur durch absoluten Gehorsam oder völlig tyrannisches Verhalten erreichen zu können, oft beides abwechselnd.

In dieser Situation muss der Analytiker oft seine emotionelle Erfahrung für sich behalten, kann dem Patienten gegenüber nur sein Verständnis des Patienten-Standpunktes mitteilen. Christopher Bollas hat in seinen Studien zur Gegenübertragung und ihrer Verwendung in solchen Situationen betont, dass in solchen

Analysen sich die freie Assoziation oft sehr lange nur im Inneren des Analytikers abspielen kann!

„Dies liegt daran, dass der Patient seinen Konflikt nicht in Worte fassen kann und die vollständige Artikulation der präverbalen Erfahrung sich in der Gegenübertragung des Analytikers vollzieht." (Bollas 1997, 214 f)

Wir sehen also, dass erst durch die gelungene „negative-capability" des Containers (der Mutter oder des Analytikers) der Denkapparat des Kindes bzw. die Symbolisierungsfähigkeit entsteht. Erst dadurch wird in der analytischen Situation das „analytische Dreieck" möglich, dadurch wiederum das ödipale Dreieck für den Patienten. Nicht deckungsgleich, aber nahe verwandt wäre die Beschreibung der **depressiven Position** (im Gegensatz zur paranoid-schizoiden Position Melanie Kleins (1946), diese wiederum ist Voraussetzung für die trianguläre Möglichkeit der **Symbolisierung** mit der Unterscheidung zwischen dem Symbol, dem Symbolisierten (Objekt) und der Person, für die beides dann nicht mehr deckungsgleich ist.

Vor dieser Symbolisierungsmöglichkeit gibt es nur die „symbolische Gleichsetzung" bzw. in H. Segals (1996/1957) Terminus die „symbolic equation" bzw. Konkretisierung: Bei dieser Gleichzeitigkeit wäre z.B. der Ausdruck „du brichst mir das Herz" keine Metapher für intensiven psychischen Schmerz, sondern der Patient hätte wirklich Todesangst und massivste cardiale Beschwerden.

In diesem zugegebenermaßen komplizierten Modell entsteht aus einer Zwei-Personen-Beziehung ein trianguläres Modell. Dadurch aber wird auch klar, dass in der Analyse die Frage dyadisch bzw. präödipal versus triadisch bzw. ödipal nicht im Sinne der Ausschließlichkeit oder einer Reihung von besser/schlechter bzw. tiefer/flacher entschieden werden kann: Oft in einer analytischen Stunde müsste der Analytiker mehrmals oszillieren zwischen den beiden Polaritäten der **„klassisch-paternalen Einsichtstherapie"** (= ödipal) und der **„mütterlichen Therapie der emotionalen Erfahrung"** (= präödipal) (Cremerius 1984, 190)

Christopher Bollas (1996) betonte, dass viel zu viele Analysanden ihre Analyse in einem entweder zu mütterlichen oder zu väterlichen Raum verbringen müssten. Er betont die **Gleichwertigkeit der drei verschiedenen** Erfahrungsmodi bzw. **„Arten des Wissens"** der Patienten: So wie der Ödipuskomplex drei voneinander unterschiedene, aber miteinander verbundene Personen (Mutter, Kind, Vater) verbindet, so gibt es die drei Positionen des Analysanden: Er kann träumen (dabei ist er wie ein Kind allein in der Gegenwart eines anderen) zu diesem Traum kann er dann zweitens frei assoziieren (dies entspricht der Beziehung zwischen Mutter und Kind in verschiedenen Zuständen von Alleinsein und Beziehung.) Drittens kann er den deutenden Analytiker als den eindringenden Dritten erleben, den Vater, der ihn auffordert, Verantwortung zu übernehmen. Er kann sich also als Monade bzw. Teil der Dyade bzw. Triade erleben.

Bollas bezeichnet diese drei Figuren als **„family of authors"** Wenn eine der drei Mitglieder dieser Triade zu einflußreich wird oder eine Funktion völlig herausfällt, ist die volle Erkenntnis nicht mehr möglich.

Laut Bollas spricht der Analytiker in diesem Dreieck entweder in der **„väterlichen Ordnung"** während er die mütterliche Ordnung durch „enactment" vertritt oder umgekehrt spricht er in der **„mütterlichen Ordnung"** bei gleichzeitigem „enactment" der väterlichen Position. Daher sind immer beide Mitglieder des elterlichen Paares bei der Durchführung einer Analyse präsent, obwohl jeweils einer der beiden Partner in die stille Rolle kommt. Beide „Ordnungen" sind für die Entwicklung des Kindes gleich wichtig, kein Patient sollte sich entscheiden müssen und mit einem „alleinerziehenden analytischen Elternteil" übrigbleiben müssen.

Literatur

Assmann, A. (1998): Stabilisatoren der Erinnerung – Affekt, Symbol, Trauma. In Rüsen, J. und Straub, J. (Hrsg.): Die dunkle Spur der Vergangenheit, psychoanalytische Zugänge zum Geschichtsbewußtsein, Erinnerung, Geschichte, Identität 2. Frankfurt, Suhrkamp stw 1403

Bion, W. R. (1962): Learning from Experience. London, Heinemann (Deutsch: Lernen durch Erfahrung. Frankfurt, Suhrkamp 1990)

Bion, W. R. (1963): Elements of Psycho-Analysis. London, Heinemann (Deutsch: Elemente der Psychoanalyse. Frankfurt, Suhrkamp 1994)

Bion, W. R. (1965): Transformations. London, Heinemann

Bion, W.R. (1970): Attention and interpretation. London, Tavistock Publications

Bollas, Ch. (1997): Der Schatten des Objekts. Stuttgart, Klett-Cotta

Bollas, Ch. (1996): Figures and their functions: On the oedipal structure of a Psychoanalysis. In: Psychoanalytic Quarterly, 1996 Nr. 1, New York

Britton, R. (1989): The missing link: parental sexuality in the oedipus complex. London, Karnac books

Britton, R., Feldman, M., Steiner, J. (1998): Identifikation als Abwehr. Tübingen, Edition Discord

Burkert, W. (1998): Kulte des Altertums, biologische Grundlagen der Religion. München, C. H. Beck

Dodds, E. R. (1970): Die Griechen und das Irrationale. Darmstadt, Wissenschaftliche Buchgemeinschaft

Freud, S. (1986): Briefe an Wilhelm Fließ. Frankfurt, S. Fischer

Freud, S. (1975): Studienausgabe in 11 Bänden. Frankfurt, S. Fischer

Frosh, St. (1991): Identity Crisis. Modernity, psychoanalysis and the self. London, Mac Millan

Jaeggi, E. (1998): Ist die Psychoanalyse die richtige Theorie für das „postmoderne Subjekt"? In: Eckes-Lapp R., Körner J. (Hrsg.): Psychoanalyse im sozialen Feld, Gießen, Psychosozial-Verlag

Keats, J. (1817): Letter to Georg and Tom Keats. In: Romantic poetry and prose H. Bloom und L. Trilling (editors). New York/London, Oxford University Press

Kennel, R., Reerink, G. Hrsg. (1997): Klein-Bion, eine Einführung. Tübingen, Edition Discord

Koch, G. (1989): „Eine verliebte Ärztin spielt Traumdetektiv!" In Ruhs A. Hrsg.: Das Unbewußte Sehen, Wien, Löcker

Klein, M. (1946): Notes on some schizoid mechanisms (zitiert nach: Klein, M. (1983): Das Seelenleben des Kleinkindes, Seite 131–163). Stuttgart, Klett-Cotta

Kohut, H. (1977): The restoration of the self. New York, International University Press

Laplanche, J. (1996): Die unvollendete kopernikanische Revolution in der Psychoanalyse. Frankfurt, S. Fischer

Laplanche, J. und Pontalis, E.B. (1972): Das Vokabular der Psychoanalyse. Frankfurt, Suhrkamp

Lash, Ch. (1986): Das Zeitalter des Narzißmus. München, DTV Nr. 15024

Lazar, R. (1998): Das Individuum, das Unbewußte und die Organisation – ein Bion-Tavistock-Modell von Beratung und Supervision in Organisationen. In: Eckes-Lapp R., Körner J. Hrsg.: Psychoanalyse im sozialen Feld. Gießen, Psychosozial Vlg.

Meltzer, D. (1988): Traumleben. Eine Überprüfung der psychoanalytischen Theorie und Technik. München/Wien, Verlag Internationale Psychoanalyse

Morgenthaler, F. (1981): Technik. Zur Dialektik der psychoanalytischen Praxis. Frankfurt, Syndikat

Passett, P. (1992): Ein Seher, das Negative im Auge In: Kuster M.: Entfernte Wahrheit. Tübingen, Edition Discord

Schneider, P. (1995): Wahrheit und Verdrängung. Berlin, Edition Tiamat

Schoenhals, H. (1993): Trianguläser Raum und Symbolisierung. In: Gudwinksi J. und Rotmann J.M. Hrsg.: Die klugen Sinne pflegend. Tübingen, Edition Discord

Segal, H. (1996): Traum, Phantasie und Kunst. Stuttgart, Klett-Cotta

Steiner, J. (1993): Psychic retreats. London, Routledge

Johann August Schülein

„Die autoerotische Periode des Vereinslebens würde allmählich abgelöst durch die der Objektliebe"
Über Institutionalisierungsprobleme der Psychoanalyse

1. Ferenczi als Soziologe

Im Folgenden geht es um die soziale Form der Psychoanalyse, also nicht um ihre Theorie und Praxis selbst, sondern um die Probleme, die sich ergeben, wenn diese Art von Theorie und Praxis durch Institutionalisierung auf Dauer gestellt wird.

Ich möchte dabei an die Überlegungen eines Psychoanalytikers anknüpfen, der schon früh die Entwicklung der Psychoanalyse kommentiert hat und dabei auch sozialwissenschaftliche Sichtweisen verwendete. Auf dem II. Psychoanalytischen Kongress in Nürnberg von 1910 hielt Sandor Ferenczi einen Vortrag mit dem Titel „Zur Organisation der psychoanalytischen Bewegung", in dem er (in Absprache mit Freud) – wie er später formulierte – anregte, „dass sich die wissenschaftlichen Arbeiter der Psychoanalyse zu einer ‚Internationalen Vereinigung' zusammenschließen mögen" (Ferenczi 2004, 48).

Der Vortrag beginnt so: „Die Psychoanalyse ist zwar eine noch junge Wissenschaft, ihre Geschichte aber schon reich genug an Ereignissen, die es der Mühe wert erscheinen lassen, für einen Augenblick in der Arbeit innezuhalten, die bisherigen Ergebnisse zu überblicken, Erfolge und Misserfolge abzuwägen" (a.a.O.). Dies sei nötig, um „unzweckmäßige Arbeitsweisen" durch „zweckmäßige Methoden" zu ersetzen und „wissenschaftspolitische Probleme" lösen zu können (a.a.O.). – Für seinen eigenen Überblick benutzt er eine starke Metapher: Er beschreibt die Entwicklung der Psychoanalyse als ständigen Kampf („wir hatten für unsere Sache nicht nur zu arbeiten, sondern auch zu *kämpfen*"; a.a.O.) und noch pointierter als Krieg („So wurden wir, sehr gegen unseren Wunsch, in einen Krieg verwickelt"; a.a.O.). Bisher habe es in diesem Krieg, so Ferenczi, zwei Phasen gegeben. „Die erste, ich möchte sagen, heroische Periode der Psychoanalyse waren die ersten zehn Jahre, in welchen Freud ganz allein den Angriffen begegnen musste, die man von allen Seiten und mit allen erdenklichen Mitteln gegen die Psychoanalyse richtete" (a.a.O., 49). In dieser „heroische Phase" war der Krieg eigentlich eine einseitige Sache, denn Freud habe sich um die Angriffe nicht viel gekümmert und „im Schatten der Verkanntheit … ruhig arbeiten können" (a.a.O.).

Die „zweite Periode" begann damit, dass Freud Mitstreiter fand, und dies führte zu einer Veränderung der Strategie: „Neue Arbeiter (strömen) auf das von

Freud erschlossene wissenschaftliche Gebiet, und ähnlich den Pionieren der neuen Welt führten und führen sie einen Guerillakrieg. Ohne einheitliche Leitung, ohne taktische Zusammenarbeit kämpft und arbeitet jeder auf dem von ihm eroberten Stück Land. Nach Gutdünken besetzt jeder den Teil des riesigen Gebietes, der ihm gefällt, und wählt die ihm zusagende Art der Arbeit, des Angriffs und der Verteidigung" (a.a.O., 50). Diese Nicht-Organisation passte zu den Umständen: „Unermesslich waren die Vorteile dieses Guerillakrieges, solange es nur darum zu tun war, gegen den übermächtigen Gegner Zeit zu gewinnen und die neugeborenen Ideen davor zu schützen, im Keime erstickt zu werden. Die freie, durch keine Rücksicht auf andere gehemmte Bewegung erleichtert jedem die Anpassung an die gerade gegebenen Verhältnisse, an das Maß des Verständnisses, an die Stärke des Widerstandes. Auch dass jede Autorität, jede Bevormundung, jede Disziplin fehlte, steigerte nur die Selbständigkeit, die bei solcher Vorpostenarbeit unentbehrlich ist" (a.a.O.).

Diese Guerilla-Taktik hatte jedoch auch Nachteile: „Der vollständige Mangel jeder Führung brachte es mit sich, dass bei einzelnen das spezielle wissenschaftliche und persönliche Interesse zum Schaden der Gesamtinteressen, ich möchte sagen, der ‚zentralen Ideen' Überhand nahm" (a.a.O., 51). Daher sei ein „gewisses Maß an gegenseitiger Kontrolle" und die „Respektierung gewisser Kampfregeln" sinnvoll (a.a.O.). Schon deswegen, weil, wie sich Ferenczi ausdrückt, „Irregularität" und „undisziplinierte Schwärmerei" abschreckend wirke und nicht jeder potentielle Anhänger an Guerillatätigkeit interessiert sei. Außerdem könne so die „Massenwirkung" der Psychoanalyse nicht nachhaltig gefördert werden. Seine Folgerung: „Ich wage die Behauptung, dass unsere Arbeit durch ... Organisation mehr gewinnen als verlieren würde" (a.a.O., 52). Und das, obwohl die „Auswüchse des Vereinslebens" bekannt sind: „Ich ... weiß, dass in den meisten politischen, geselligen und wissenschaftlichen Vereinen infantiler Größenwahn, Eitelkeit, Anbetung leerer Formalitäten, blinder Gehorsam oder persönlicher Egoismus herrschen" (a.a.O.).

Dies erklärt Ferenczi mit der ödipalen Struktur von Organisationen: „Die Vereine wiederholen in ihrem Wesen und ihrem Aufbau die Züge des Familienlebens. Der Präsident ist der Vater, dessen Aussprüche unwiderlegbar, dessen Autorität unverletzbar sind; die anderen Funktionäre sind die älteren Geschwister, die die jüngeren hochmütig behandeln und dem Vater zwar schmeicheln, aber ihn im ersten geeigneten Moment von seinem Thron stürzen wollen, um sich an seine Stelle zu setzen. Die große Masse der Mitglieder, soweit sie nicht willenlos dem Führer folgt, gibt bald diesem, bald jenem Aufwiegler Gehör, verfolgt mit Haß und Neid die Erfolge der Älteren und möchte sie aus der Gnade des Vaters ausstechen" (a.a.O.). Die Psychoanalyse befähige jedoch dazu, die ödipale Dynamik einzudämmen: „Gerade psychoanalytisch geschulte Mitglieder wären am besten dazu berufen, einen Verein zu gründen, der die größtmögliche persönliche Freiheit mit den Vorteilen der Familienorganisation verbindet. Dieser Verband wäre eine Familie, in der dem Vater keine dogmatische Autorität zukommt, sondern gerade so viel, als er durch seine Fähigkeiten und Arbeiten wirklich verdient; seine Aussprüche würden nicht blind wie göttliche Offenbarungen befolgt, sondern wie alles andere Gegenstand einer eingehenden Kritik; und er selbst nähme diese Kritik nicht mit der lächerlichen Überhebung des Pater familias auf, sondern würdigte sie entsprechender Beachtung. Auch die in diesem Verband vereinigten jüngeren und älteren Geschwister würden ohne kindische Empfindlichkeit und Rachsucht ertragen, dass man ihnen die Wahrheit ins Gesicht sagt, so bitter und ernüchternd sie auch sei. Dass man auch bestrebt wäre, die Wahrheit zu sagen, ohne überflüssigen Schmerz zu verursachen, versteht sich bei dem heutigen Stand der Kultur und im zweiten Jahrhundert der Anästhesie von selbst" (a.a.O., 53f).

Und weiter: Wenn „die wirklichen Fähigkeiten anerkannt werden und auf die Empfindlichkeit der Eingebildeten keine Rücksicht genommen wird, dort wird es wohl unmöglich sein, dass einer, der zwar ein feines Gefühl für Einzelheiten hat, aber in abstrakten Dingen unbegabt ist, sich in den Kopf setzt, die Wissenschaft theoretisch zu reformieren; ein anderer wird sein Bestreben, die eigenen, vielleicht wertvollen, aber recht subjektiven Bestrebungen, alle andere Erfahrungen außer acht lassend, zur Grundlage der ganzen Wissenschaft machen zu wollen, unterdrücken; der dritte wird zur Kenntnis nehmen, dass die überflüssige Aggressivität seiner Schriften nur den Widerstand steigert, ohne der Sache zu dienen; den vierten wird der freie Meinungsaustausch überzeugen, dass es töricht ist, auf etwas neues sofort mit seinem Besserwissenwollen zu reagieren." (a.a.O., 54)
Kurz: „*Die autoerotische Periode des Vereinslebens würde allmählich durch die fortgeschrittene der Objektliebe abgelöst, die nicht mehr im Kitzel der geistigen erogenen Zonen (Eitelkeit, Ehrgeiz), sondern in den Objekten der Beobachtung selbst Befriedigung sucht und findet*" (a.a.O.).

Ferenczi schlug also vor, eine „nach diesen Prinzipien arbeitende psychoanalytische Vereinigung" zu gründen, die „günstige innere Bedingungen" auch dazu nutzt, „sich nach außen Achtung zu verschaffen" (a.a.O.). – Trotz dieses im Wortsinn viel versprechenden Entwurfs soll sein Vortrag, so E. Jones, einen „Sturm des Protests" (Jones, Band 2, 90) entfacht haben. Dies dürfte auch dazu beigetragen haben, dass Ferenczis Vortrag nur kurz in „Zentralblatt" erwähnt und erst 1927 im ersten Band der „Bausteine" vollständig veröffentlicht wurde – zu spät und zu früh, um aufgegriffen zu werden. – Es sind vielleicht nicht nur Ferenczis inhaltliche – von Freud gebilligte – Vorschläge gewesen (etwa die Konzipierung der IPV als eher elitäre, autoritative Organisation und die Betreuung der „Züricher" mit der Leitung), die heftige Turbulenzen auslösten. Dazu beigetragen hat vermutlich auch, dass er in der Charakterisierung des „wissenschaftlichen

Betriebs" und der „Typen, die ... auch unter uns auftauchen" sich recht drastisch ausdrückte, und dabei wunde Punkte traf (und trifft).

Aber nicht nur seine ungeschminkten Beobachtungen lassen den Text noch heute lesenswert erscheinen. Auch theoretisch enthält er Sichtweisen, an die eine sozialwissenschaftliche Perspektive anknüpfen kann. Besonders interessant sind vor allem diese Annahmen:

- Ferenczi zeigt, dass sich „Bewegungen" entwickeln und sich in dieser Entwicklung die Art der zu bewältigenden Aufgaben, die Typologie des Personals und die Form der Organisation ändern (müssen).
- Ferenczi beschreibt die Entwicklung zugleich als eine Auseinandersetzung um eine angemessene Positionierung in einem Umfeld, welches externe Kriterien zur Beurteilung verwendet und spricht damit die System-Umwelt-Interaktion an.
- Ferenczi analysiert das Innenleben von Organisationen als Prozess, in dem die sozialen Rahmenbedingungen dem Verhalten der Akteure Raum und Sinn geben und die Struktur der Organisation von der Dynamik des Themas bestimmt wird.
- Last but not least: Ferenczi sieht, dass ein Verständnis von Prozessen dieser Art ein Unterbrechen des laufenden Betriebs und ein Umstellen auf eine quer dazu liegenden Sichtweise voraussetzt.

Seine Prognosen und Hoffnungen sind allerdings nur zum Teil eingetreten. Die Psychoanalyse hat sich seit seinem Vortrag institutionell erheblich weiterentwickelt. Aber die lange Geschichte von Dissidenzen, Ausschlüssen und Spaltungen, der internen Querelen lassen ebenso wenig wie das fortgesetzte Freud-Bashing darauf schließen, dass die Psychoanalyse jenen Grad an innerer Reife und äußerer Anerkennung gefunden hat, den Ferenczi sich erwartet bzw erhofft hatte. Das verweist auf die andere Seite von Ferenczis Überlegungen: Sie sind in mancher Hinsicht sehr idealistisch. Das liegt auch am Interpretationsmodell. Ferenczi erweist sich zwar als scharfsinniger Beobachter und origineller Sozialwissenschaftler. Aber seine Form des „Innehaltens" nutzt nur einige der Möglichkeiten einer institutionstheoretischen Sicht und führt sie dann wieder zurück zu einer – aus heutiger Sicht eher traditionellen – psychoanalytischen Analogie. Nicht, dass der Vergleich von Organisation und Familie gänzlich unsinnig wäre, aber bei Ferenczi wird er reduktionistisch eingesetzt. Zudem haben sich Organisationsstrukturen wie Familienstrukturen inzwischen so entwickelt, dass der Vergleich auch inhaltlich nicht mehr passt. – Ich versuche daher, die Perspektiven zu erweitern und institutionstheoretisch zu systematisieren, um sie dann mit der Sondersituation der Psychoanalyse in Verbindung zu bringen.

2. Institutionstheoretische Perspektiven

Aus sozialwissenschaftlicher Sicht entwickeln sich Institutionen – das ist der abstrakte Begriff für Bewegungen, Einrichtungen, Organisationen, kurz: strukturierte Formen von sozialer Praxis – aus dem Zusammenspiel von Bedarf, Entwicklungsmöglichkeiten und verfügbaren Ressourcen. In diesem Spannungsfeld ergeben sich Innovationen – nicht nach einem rationalen Plan und gradlinig, sondern nach der Opportunität der Bedingungen und geprägt von zeitspezifischen Widersprüchen und Konflikten. Daher müssen sich Innovationen nicht nur gegen Alternativen und Widerstände durchsetzen (was Ferenczi mit seiner „Kampf"-Metapher anspricht). Sie sind auch – wie in Hegels Dialektik beschrieben – von den Problemlagen und Delegationen ihres Ursprungs wie ihres Kontextes beeinflusst, um nicht zu sagen: kontaminiert. Wenn man sich also mit den Ursprüngen und den Existenzbedingungen der Psychoanalyse aus sozialwissenschaftlicher Sicht beschäftigt, ist ein wichtiger Punkt die Frage nach den vielfältigen Einflüssen, denen sie ausgesetzt war und ist und die Art und Weise, wie und womit sie in ihrer Umwelt etabliert ist und sich durchsetzt. Der Blick auf materielle, kognitive und soziale Ressourcen, von denen eine Institution lebt (und mit deren Formatierungen sie sich auseinandersetzen muss), ist daher so etwas wie der Generalbass jeder Institutionsanalyse.

Ein weiterer wichtiger institutionstheoretischer Gesichtspunkt ist die Frage der internen Balance und des Verhältnisses zur Umwelt. Beides wird zum Teil aktiv durch Innen- und Außenpolitik gesteuert, ist zum Teil jedoch auch nichtintentionaler Effekt der Institutionsdynamik. So entwickeln sich (komplementäre) Formen der internen Selbst- und Fremddefinition, in denen sich auch interne Problemlagen (und Bewältigungsstrategien) ausdrücken. Sie zeigen sich nach Außen als Formen der Selbstinszenierung und sind damit Anknüpfungspunkte für die externe Wahrnehmung, also auch für den sozialen Status, der der Institution zugewiesen wird.

Die Entwicklung von Institutionen spielt sich vor dem Hintergrund des Zusammenspiels von Opportunitäten und Zwängen mit der Eigendynamik des Institutionalisierungsprozesses ab. Man kann, wie Ferenczi dies tut, diesen Prozess in Phasen unterteilen, wobei diese Phasen gekennzeichnet sind von bestimmten Problemkonstellationen. – Was Ferenczi die „heroische" Phase nennt, ist die *Pionierphase* von Institutionalisierung, in der in jeder Hinsicht Vorläufigkeit, Labilität und Improvisation dominieren. Zunächst stehen nur primitive Modi der Themenbearbeitung und der Selbstorganisation zur Verfügung. Die Pionierphase ist eine Zeit für Akteure, die in bestehenden Verhältnissen nicht vollständig gebunden und daher offen für Grenzüberschreitungen sind. Dieser Typus des Pioniers hat (dafür) keine „Fachausbildung", ist eher Einzelkämpfer mit einer gewissen Exzentrik und arbeitet in einem wenig elaborierten Kontext. Das Thema der Innovation ist naturgemäß nur in Umrissen erkennbar. Es ist dabei meist nur punktuell ausgearbeitet, überpointiert und unterliegt schnellen, oft sprunghaften Veränderungen; die Formen der Praxis sind noch schwankend, unsicher. Da formale Strukturen noch unterentwickelt sind, dominieren informelle Formen (z.B. persönliche Beziehungen) und eher primäre Stabilisierungsmechanismen (wie etwa Kompensation der Marginalität durch Sendungsbewusstsein).

In dieser Phase leben Institutionen sozusagen von der Hand in den Mund, leben von persönlichen Investitionen der Pioniere und bewegen sich auf dünnem Eis. Entsprechend erratisch ist oft ihre Frühgeschichte. – Wenn Institutionen diese Phase überstehen und sich erfolgreich im Kontext etablieren, ändern sich innere wie äußere Verhältnisse. Aus der Pionierphase wird eine Phase der *Expansion* nach außen und der *Konsolidierung* nach innen. Dabei wird eine Institution – unter Umständen ambivalent – attraktiv, weil sie noch den Status des Neuen (und noch nicht den des Normalen) hat. Dadurch zieht sie u.U. eine ganze Reihe von Sekundärinteressen auf sich. Sie wird zum Thema von Auseinandersetzungen, provoziert den Status Quo und verspricht neue Möglichkeiten. Das kann so etwas wie Goldgräberstimmung auslösen. Dadurch stoßen in der Expansions- und Konsolidierungsphase zu einer sozialen Bewegung aus allen Richtungen dynamische Akteure, aber auch Abenteurer aller Art.

Gleichzeitig kommt es – in einer parallelen, aber auch gegensätzlichen Entwicklung – zu Strukturbildungseffekten. Das betrifft zunächst das Praxis-Paradigma: Es entwickeln sich schon durch Wiederholungen im Verlauf der Zeit typische Muster, die gegenüber möglichen Alternativen durch Gebrauch und Akzeptanz an Bedeutung gewinnen. Mit Hilfe konsolidierter Paradigmen lassen sich neue Zuständigkeitsbereiche im Einklang mit den Kernbereichen gewinnen. Es verdichten sich die Aktivitäten, das Praxis-Paradigma expandiert nach allen Seiten, während sich zugleich ein stabiler Kern herausbildet. Dies gilt auch für die soziale Struktur: Die improvisierten, beziehungsgebundenen Formen der Integration werden ersetzt durch geordnete Formen der Kommunikation und formalisierte Beziehungen. Und es kommt zu einem Generationswechsel: die schillernden „Pioniere" werden ersetzt durch einen organisationskompatibleren, stärker disziplinierten Typus mit mehr Organisationskompetenz und -bedürfnissen. – Max Weber bezeichnete diese Entwicklung unter dem Stichwort „Veralltäglichung des Charismas".

Diese Phase mündet in einen Prozess der *Normalisierung*. Das bedeutet vor allem, dass die Institution einerseits in den Kontext stabil integriert ist, dass sie andererseits im „Normalbetrieb" läuft. Der institutionelle Prozess ist klar definiert und abgegrenzt, funktioniert auf der Basis von elaborierter Organisation und Routine. Es gibt also eine gültige Themendefinition, eine standardisierte Sozialstruktur (von der Kleiderordnung bis zur Machtverteilung) und eine mehr oder weniger gültige kognitive Ordnung (d.h.: geteilte Interpretationen und Legitimationen). Schließlich stabilisiert sich die Beziehung zur Umwelt – was auch heißen kann, dass prekäre und problematische Beziehungen faktisch gelten und als Orientierung genutzt werden. – In einer solchen Welt haben Pioniere kaum Platz, für Abenteurer ist sie nicht attraktiv. Damit werden etwa in sozialen Bewegungen die Typen der vorherigen Phasen abgelöst durch den Typus des Mitglieds mit einer Normalbiografie, mit geregelter Ausbildung und sicherem Status.

Kein Normalzustand ist von endloser Dauer. Institutionen und ihr Umfeld entwickeln sich ständig weiter (so dass der Normalzustand eigentlich ein ständiger Prozess der Adaptation und Assimilation ist). Gleichzeitig schwankt Normalität immer um ein bestimmtes Funktionsniveau. Es wird bestimmt von den typischerweise vorhandenen Möglichkeiten und hängt nicht zuletzt von den mitgeschleppten und importierten Problemen und Konflikten ab. Bei Sonnenschein können die Tugenden, aber auch die Laster luxurieren. Der Normalfall der Normalität ist ein gemischtes Profil von Stärken und Schwächen, wobei Fehlinvestitionen, Fehlbesetzungen und -konstruktionen für Verhärtungen und Einschränkungen sorgen. Krisenhafte Zuspitzungen können erhebliche Turbulenzen verursachen (und Institutionen ein Stück weit auf ein niedrigeres Funktionsniveau regredieren lassen). Andererseits kann sich der Normalbetrieb so verhärten, dass man von Ultrastabilität sprechen kann. Das macht ein Stück weit resistent gegen externe und interne Impulse zur Veränderung. Aber damit ist das Risiko der Unbeweglichkeit und Sklerotisierung eng verbunden. Institutionen können daher auch daran scheitern, dass sie mit bestimmten Strukturen zu viel Erfolg haben und sich zu gut nach außen abschotten.

3. Themenspezifität

Betrachtet man Ferenczis Überlegungen vor diesem Hintergrund, so lässt sich zunächst feststellen, dass er sozusagen den Fortschritt zur institutionellen Normalität einfordert und dabei implizit davon ausgeht, dass die feindliche Umwelt aufgeklärt und diszipliniert werden kann und dass die psychoanalytische Kompetenz der Mitglieder dazu führt, dass ein rein rationales Funktionsniveau erreicht werden kann. Beide Annahmen sind problematisch. Ich möchte zunächst auf den zweiten Punkt eingehen. Dazu muss institutionstheoretisch noch ein wichtiger Punkt, der bisher ausgeklammert wurde, ergänzt werden: Institutionalisierung hängt wesentlich von ihrem Thema ab – die soziale Form wird bestimmt von den Eigenschaften des Gegenstandes.

Logisch lassen sich dabei zwei Typen von Themen unterscheiden:
- instrumentelle Praxis und
- reflexive Praxis.

Instrumentelle Praxis heißt, dass es sich um Sachverhalte handelt, die technisiert und ökonomisiert werden können. Wenn man einen Brief schreibt, ist das Hinschreiben der Buchstaben, das Verpacken, das Verschicken usw. Routine, die nach einem technisch begründeten Muster abläuft, um ein sachliches Ziel mit kalkulierten Mitteln zu erreichen. Dagegen ist das Formulieren eines Briefes ein reflexiver Vorgang: Mit einem Brief reagiert man auf eine soziale Situation und verändert sie aktiv, wobei Reaktion und Effekt vom Zusammenspiel der situativen Bedingungen abhängen – der Tagesform des Verfassers, seinen Selbst- und Fremdbildern, seinen strategischen Überlegungen, von Normen und Phantasien usw. Und wie der Adressat darauf reagiert, hängt wiederum von dessen Situation und Befindlichkeit ab. Kurz: es handelt sich um einen zwar logischen, aber nicht berechenbaren, eigendynamischen oder, mit einem modernen Vokabel: einen autopoietischen (sich selbst entwickelnden) Prozess. Jede reflexive Praxis ist daher Teil eines laufenden Prozesses und eine Einmischung in dessen Entwicklung, die ihm eine sonst nicht zustande kommende Wendung gibt.

Diese Unterscheidung ist natürlich idealisiert; reale Institutionen haben ein Mischprofil. Auch Institutionen mit vorrangig instrumentellen Themen (wie Fabriken) brauchen reflexive Praxis und Selbststeuerungseinrichtungen; auch Organisationen mit hochgradig reflexiver Thematik (wie Politik oder Pädagogik) sind auf Formen der technischen Mittel und Routinen angewiesen. – Die Psychoanalyse ist, folgt man dieser Unterscheidung, eine hochgradig reflexive Form von Praxis: Als Therapie versucht sie, biografische Funktions- und Entwicklungsdefizite zu beheben, als Theorie versucht sie, die psychodynamische Dimension sozialer Wirklichkeit interpretativ zugänglich zu machen. Damit gilt auch für sie, was allgemein für institutionalisierte Formen von Reflexion gilt. In Stichworten:

- Zunächst ist reflexive Praxis *immer* voraussetzungsvoll, störanfällig und riskant. Das soll nicht heißen, das das Gegenteil nicht riskant wäre, aber jede Intervention in einem autopoietischen Prozess bleibt unkalkulierbar – weder sind die Bedingungen kontrollierbar noch ist antizipierbar, wie sich das Geschehen weiterentwickelt.
- Das bedeutet zunächst für die kognitive Verarbeitung des Themas – die verwendeten Theorien –, dass sie nicht die Geschlossenheit algorithmisch reduzierte Gesetzmäßigkeiten bieten kann. Um ihr komplexes, sich ständig bewegendes und in seinen Strukturen nur begrenzt empirisch prüfbares Thema überhaupt erfassen zu können, müssen sie mit analogen Mitteln arbeiten und

selektiv verfahren, so dass jede begriffliche Verdeutlichung mit Einschränkungen des Thematisierungsvermögens verbunden ist. Es bleibt daher eine Restunsicherheit, es gibt stets Alternativen.
- Wegen der Logik autopoietischer Prozesse selbst und der Limitationen der Theorien gibt es keine Eins-zu-eins-Übersetzung in eine Form von Tätigkeit, die immer passt und technisiert werden kann. Jede Art von Reflexion ist daher eine *personengebundene* Praxis, die vor Ort mit Risiko und sozusagen „von Hand" – also ohne Auslagerung zentraler Leistungen in Technik – betrieben werden muss und ständiger Neuadjustierungen bedarf. Ein Abhaken „erledigter" Themen gibt es ebenso wenig wie eine Aggregation von Errungenschaften in seinem sicheren und stets verfügbaren Fundus von Routinen.
- Reflexive Praxis mischt sich ein, engagiert sich gegen und für bestimmte Verhältnisse. Das ist ein unvermeidlich normativer Vorgang, der eine ganze Reihe von Folgeproblemen mit sich bringt. Von der Umwelt wird Einmischung mit einer gewissen Zwangsläufigkeit als irritierend bzw. als gefährlich angesehen. Das provoziert Ausgrenzung und Gegenwehr. Entsprechend schwierig ist es, Anerkennung und Ressourcen zu gewinnen; entsprechend kompliziert und aufgeladen ist der Sozialstatus; entsprechend heftig sind die Attacken auf Denken und Handeln. Aber auch intern ist Reflexion heikel, weil sie üblichen Formen und Grenzen der persönlichen Identität und des Sozialstatus überschreitet und dadurch „Normalkontakte" destabilisiert.
- Damit sind wichtige Problemlagen der praktischen Institutionalisierung angesprochen. Die Art der Praxis und ihrer Theorie erlauben es nur begrenzt, Routinen zu entwickeln und die Mittel der Arbeitsteilung zu nutzen. Daher bleibt die Institution in dieser Hinsicht unterentwickelt: Statt eine verlässlichen institutionellen Normalität zu erreichen, bleibt sie quasi ein Stück weit immer im Pionierstadium, weil ständig aufs Neue das Vorhandene an Anderes und Veränderungen adaptiert werden muss. Ohne Halt in einer sicheren Praxis und ohne die Möglichkeit, neutrale Organisationsformen hervorzubringen, bleibt es bei der Entwicklung einer sogenannten „phantom normalcy" (Goffman 1967), einer Art Simulierung von Normalität, die gerade deshalb besonders gefährdet ist.
- Dies alles belastet den institutionellen Prozess – nichts funktioniert problemlos. Das hat auch zur Folge, dass Institutionen dieses Typs chronische Legitimationsprobleme haben. Ein prekäres Gleichgewicht kann zu Recht problematisiert werden – es gibt immer etwas, was nicht stimmt und nicht passt; es gibt immer andere Sichtweisen und Bewältigungsstrategien. Daraus kann ein Dauerdisput entstehen, der ohne klare Kriterien der Entscheidung darüber, was das bessere Argument, die bessere Strategie, die beste Politik ist, leicht eskaliert.

Die üblichen und bei instrumenteller Praxis bewährten Strategien der Arbeitsteilung, der Hierarchisierung und sozialen Evaluation an Hand zweckrationaler Kriterien sind daher nur begrenzt verwendbar bzw. wirksam. Wo instrumentelle Praxis sachlich wie sozial bis zum erreichbaren Perfektionsgrad reifen kann (also die anfänglichen Problemlagen definitiv hinter sich lassen kann), bleibt reflexive Praxis auf Dauer mit ihrer inneren und äußeren Balance beschäftigt. Max Weber hat in diesem Zusammenhang davon gesprochen, dass bestimmten Wissenschaften „ewige Jugend" beschieden sei – sie würden nie erwachsen im Sinne von definitiver Problemlösungen.

Institutionen, die auf solche Weise belastet sind, stehen vor unlösbaren Aufgaben. Was immer sie tun, bringt Probleme mit sich und jeder Versuch, sie zu lösen, ist seinerseits riskant. Unter Umständen kann dann eine Mischung aus Problemausdruck und problematischer Problembewältigung die institutionelle Normalität belasten und den institutionellen Prozess ins Schlingern bringen. – Für Psychoanalyse gilt diese Problemlage in besonderem Maße. Entsprechend zeigt ihre Geschichte auch die Symptome des Ringens um Stabilität. – Ich nehme als Beispiel den Umgang mit der paradigmatischen Komplexität und Vielfalt. Ferenczi konnte noch ohne Weiteres davon ausgehen, dass es *die* (eine) Psychoanalyse gäbe, die sich einfach im Verlauf der Zeit immer weiter entwickeln würde (und ergo auch nach dem Muster der Platonischen Eliteherrschaft sinnvoll gesteuert werden könnte). In gewisser Weise ist dies zunächst auch eingetreten – allerdings in Form der Entwicklung einer Dogmatik, wie sie in der Phase der Expansion und Konsolidierung typisch ist. Dogmatik ist überschätztes und übertriebenes Interpretationsmonopol. Es verengt den internen Spielraum für Variationen und erzeugt eine klare Differenz zwischen innen und außen, was Ausgrenzungen und interne Disziplinierung zur Folge hat. Insofern vereinfacht sie die Orientierung und ist ein „Heilmittel" für die Bedrohung durch unverarbeitbare Differenzen, wenn die vorhandenen Mittel nicht reichen, um mit Heterogenität umzugehen; wenn nicht genügend Platz ist bzw. die Variationen die Tragfähigkeit des Paradigmas überstrapazieren.

Die vielen Abspaltungen der Frühzeit der Psychoanalyse sind, so gesehen, nicht nur ein Zeichen für das Schwanken des Paradigmas, sondern auch dafür, dass unverdauliche Differenzen vermieden wurden. – Dogmatik führt jedoch nur an der Oberfläche zur Integration und zwingt intern zur Verleugnung von Differenzen. Das führt zu einem Problemstau, bedingt durch ein zunehmendes Auseinanderklaffen zwischen offizieller Themendefinition und realer Praxis. – Diese Strategie ist aus institutionstheoretischer Sicht daher „kostenintensiv". Bleibt es auf Dauer dabei, ist eine produktive Weiterentwicklung kaum möglich. – Die Psychoanalyse hat einige Zeit gebraucht, um sich davon zu lösen. Hartmann wollte 1927 in seinen „Grundlagen der Psychoanalyse" noch (s)ein Modell als universell gültig festschreiben; Rapaports Arbeit über die Struktur psychoanalytischer Theorie von 1959 zeigt bereits, dass das psychoanalytische Paradigma nur abstrakt und begrenzt monologisch definierbar ist; heute ist theoretische Vielfalt eine (wenn auch manchmal mühsam) gelebte Praxis.

Institutionstheoretisch ist dies ein Zeichen von Reifung. Mit zunehmender Fähigkeit, intern Pluralität zu verkraften, stellt sich jedoch erst recht die Frage der Stabilität und Grenzziehung. Wenn es keine offizielle Demarkationslinie und ein Durchsetzen festgelegter Prinzipien gibt, verlagert sich die Problematik der Stabilisierung von Identität angesichts von Unsicherheit und Alternativen gewissermaßen nach innen. – Die typische Reaktion ist Schulenbildung: Es bilden sich vergleichsweise festere und geschlossenere Sub-Paradigmen, die intern eine höhere Homogenität besitzen und entsprechend eine glattere Identifizierungsfläche bieten. Der Dissens wird in die Auseinandersetzung zwischen den Sub-Paradigmen verlagert. Da Schulen meist exklusive Geltung in Anspruch nehmen, kommt es zwangsläufig zu Konfrontationen, die leicht eskalieren; zur wechselseitigen Bekämpfung und Abwertung, was wiederum den internen Steuerungsprozess und die Vertretung nach außen belastet. Denn die notwendige Macht- und Entscheidungsstruktur wird leicht das Opfer von lähmenden Kompromissen und/ oder sie wird genutzt für schulspezifische Politik und die Durchsetzung von Partikularinteressen.

Von außen gesehen sind die Differenzen zwischen den Schulen manchmal schwer erkennbar, manchmal schwer verstehbar. Wenn Theorien und Praxisformen sich auf den gleichen Sachverhalt beziehen, müssen sie eine hohe Schnittmenge haben, so dass es – theoretisch – möglich sein müsste, sich auf einen gemeinsamen Korpus zu verständigen. Tatsächlich ist gerade dies extrem schwierig. Stattdessen wird immer wieder das Rad neu erfunden (und diese Erfindung erbittert verteidigt). Dies ist, institutionstheoretisch gesehen, nicht nur der Narzissmus der kleinen Differenz, es ist auch ein Ausdruck der Schwierigkeiten, überhaupt ein Eigenes angesichts von Unterschieden zu gewinnen und eine Strategie der Behauptung angesichts einer fragilen und damit bedrohten Praxis. Durch kontrafaktische Überschätzung der eigenen Sicherheit wird der Sog der Diffusion bekämpft – allerdings häufig um den Preis des Flexibilitätsverlusts des Denkens und der Verstrickung in Positionskämpfe.

Trotz (oder wegen?) der internen Differenzen und Auseinandersetzungen hält die Psychoanalyse ihre Grenzen nach außen nach wie vor relativ geschlossen. Dadurch wird – und das hat sicher auch stabilisierende Effekte – der Austausch von innen und außen reduziert. Man muss sich nicht so sehr um das kümmern, was außen passiert und kann besser die Zumutungen des externen Geschehens wegfiltern, also „ungestört" weiterarbeiten. Ultrastabile Grenzen haben jedoch Nachteile. Einer davon ist, dass sich die interne Entwicklung auf riskante Weise von der der Umwelt abkoppelt. Das kann dazu führen, dass die Fähigkeit nach außen zu wirken und sich mit äußerem Geschehen auseinander zu setzen, verkümmert. Dies ist auf Dauer fatal, weil Isolationsschäden unvermeidlich sind. Institutionen marginalisieren sich selbst, wenn sie sich zu sehr von der Außenweltdynamik abkoppeln und sich auf reine Selbstreferenz zurückziehen. Gleichzeitig verführt eine scharfe Grenzziehung auch dazu, sie intern als Waffe in Auseinandersetzungen zu nutzen. Die immer wieder gehörte Frage: „Ist das noch Psychoanalyse?" hat letztlich die Wirkung einer Exkommunikation; dient damit der Ausgrenzung von Themen und Strategien, die nicht der eigenen Definition entsprechen. Ein solcher Kommunikationsabbruch ist unmittelbar entlastend, für die Entwicklung der Institution jedoch ein Problem.

Eine ähnliche Funktion hat in diesem Zusammenhang die Idealisierung des Werkes von Freud. Bei nüchterner Betrachtung ist klar, dass die „Gesammelten Werke" großartige Dokumente sind und wichtige Perspektiven eröffnen, dass es sich aber um Pionierarbeiten handelt: Unabgeschlossen, voller unterschiedlicher Ansätze und aus heutiger Sicht in vieler Hinsicht zeitgebunden. Die explizite und implizite Behauptung, Freud habe bereits alles gesagt, was es zu sagen gibt und der Versuch, ihn als letzte Autorität zu nutzen, ist als Strategie, einen festen Halt zu haben (und die eigene Position dadurch zu behaupten) verständlich, für die Entwicklung von Theorie und Praxis aber ein Problem, weil damit die notwendigen Weiterentwicklungen behindert und ein ungezwungener Umgang mit dem Ererbten erschwert wird. Oder, wie Whitehead sich ausdrückte: „A science which hesitates to forget its founders is lost". Das ist natürlich überpointiert, aber dem Sinn nach richtig: Idealisierung, die durch ihre latente Funktion rigide wird, beeinträchtigt Verbesserung und Weiterentwicklung.

In diesem Zusammenhang gehört auch die oft gehörte Forderung, die Psychoanalyse müsse ihre Probleme allein mit den Mitteln der Psychoanalyse lösen. So ähnlich hatte ja bereits Ferenczi gedacht, als er davon ausging, Psychoanalytiker seien auf Grund ihrer Kompetenzen besonders geeignet, eine Organisation auf die Beine zu stellen, die alle Kinderkrankheiten überwinden könne. – Diese Vorstellung basiert auf der Annahme, es gäbe *ein* Rezept für alle Probleme und man sei in dessen Besitz. Bei allem Verständnis für Methodenstolz ist dies jedoch vor allem ein Ausdruck von Unterschätzungen – sowohl der Komplexität der Welt als auch dessen, was andere Formen von Theorie und Praxis können. Diese Form von institutioneller Selbstgenügsamkeit hindert letztlich daran, sich auf Externes einlassen zu können (oder zu müssen). – Dazu kommt noch ein weiterer Aspekt: Die Verfügung über ein schlagkräftiges Interpretationsrepertoire kann zum Missbrauch verführen. Die Anwendung der spezifischen psychoanalytischen Kompetenzen auf die Interna ihrer Organisation hat dann zur Folge, dass Handlungen und Ereignissen vorschnell und exklusiv psychodynamisch interpretiert werden. Zumindest hinter vorgehaltener Hand wird der politische Gegner als „gestört" oder gar „schwer gestört" etikettiert. Solche Etikettierungen sind (unabhängig davon ob sie stimmen oder nicht) heikel und belasten die unvermeidlichen politischen Auseinandersetzungen, die durch Argumente ad hominem eine Schlagseite in Richtung auf psychodynamisch aufgeladene, feindselige Konfrontationen bekommen. – Diese Strategie wird überall betrieben, bekommt aber in der Hand von Experten eine besondere professionelle Qualität und, wie es manchmal scheint, damit auch mehr Dynamik. –

Psychoanalyse leidet also, so lässt sich feststellen, in besonderem Maß unter den Folgeproblemen ihrer Praxis. Daher muss man ihre Entwicklung im Zusammenhang mit den erwähnten strukturellen Problemen der Institutionalisierung sehen: Es handelt sich also nicht etwa um Fahrlässigkeit oder Unfähigkeit; es handelt sich darum, dass die Probleme eine strukturelle Überforderung darstellen und daher eine Behandlung auf einem niedrigen Funktionsniveau gerade in frühen Entwicklungsphasen die einzige Möglichkeit darstellt und auch in späteren nicht beliebig vermeidbar ist.

Selbst unter idealen Bedingungen lassen sich nicht *alle* Anforderungen – genügend Einheit, genügend Differenzierung, genügend Stabilität, genügend Flexibilität usw. – *zugleich* und *gleich gut* optimieren. Und je mehr sich die Praxis entwickelt, desto höher werden die Anforderungen an die Leistungsfähigkeit der Institution; je deutlicher die Problemlagen zu sehen sind, desto höher werden die Ansprüche.

Mit anderen Worten: man hat in mancher Hinsicht nur die Wahl der Risiken. Trotzdem sind Entwicklungen möglich. Gerade die Wiener Verhältnisse zeigen, dass alte Feindschaften überwunden und in sinnvolle Kooperation überführt werden können. – Es ist nicht Aufgabe eines Außenstehenden, hier konkrete Ratschläge zu geben. Aber man kann aus institutionstheoretischer Sicht sagen, welche Bereiche längerfristig verändert werden müssen. Ich beschränke mich wieder auf einige Stichworte:

– In früheren Phasen profitierte die Psychoanalyse davon, dass sie als Novität Aufmerksamkeit auf sich zog und auch davon, dass sie extrem polarisierte. Außerdem kam ihr entgegen, dass die klassische Öffentlichkeit in gewisser Weise autoritativ und nicht marktmäßig organisiert war. Beides führte automatisch zu einer Art von öffentlicher Anerkennung. Der Novitätsbonus ist heute verbraucht; die Öffentlichkeit hat sich von einer „Statusöffentlichkeit" (in der Honoratioren bestimmen, was gilt) in Richtung auf einen Kampf um Aufmerksamkeit relevanter Bezugsgruppen, allgemein: des Publikums weiterentwickelt. Das heißt: Wenn die Psychoanalyse den nötigen und ihr zustehenden Respekt erreichen will, muss sie sich darum aktiv kümmern. Einfach zu hoffen, Anerkennung käme von selbst, wenn man gute Arbeit macht, reicht dazu sicher nicht: man muss aktiv um Status kämpfen (Ferenczi hatte sozusagen mehr recht als er dachte!). – Auch dazu reichen jedoch die Eigenmittel nicht aus. Es bedarf vielmehr einer Art von kompetenter Außenpolitik, die etwas von Wissenschaftspolitik und Marketing versteht. Das bedeutet, dass man bereit und fähig sein muss, die damit verbundenen schwierigen Balanceakte zwischen Aufrechterhaltung der eigenen Identität und Anpassung an externe Gegebenheit auszuhalten.

- Dies ist jedoch nicht nur eine Frage der Kommunikationstechnik. Ohne hier über empirische Daten zu verfügen (es würde sich lohnen, hier genauer hinzusehen) ist mein Eindruck, dass die Psychoanalyse von außen häufig als distanzierend und unnahbar, als herablassend bis arrogant, als von sich überzeugt und ängstlich zugleich wahrgenommen wird. Zieht man davon die projektiven Anteile ab, so bleibt vermutlich, dass die Verbindung von berechtigtem Werkzeugstolz, von Kontaktproblemen nach außen und vielleicht auch der Diskrepanz zwischen Ansprüchen und deren Einlösung zu einer impliziten Selbstdarstellung führt, die für die externe Öffentlichkeit schwer verdaulich und nur begrenzt anschlussfähig ist.
- Zu den relevanten Öffentlichkeiten gehört auch die wissenschaftliche Öffentlichkeit. Wenn die Psychoanalyse als Allgemeine Psychologie an Boden gewinnen will, sind auch hier Adaptationen nötig. Ferenczi hat die Psychoanalyse in seinem Vortrag ganz selbstverständlich als Wissenschaft bezeichnet, Freud sprach bekanntlich von einem Junktim von Heilen und Forschen. Die Dinge sind nicht ganz so einfach. Ohne hier in die Einzelheiten gehen zu wollen, ist aus meiner Sicht evident, dass diese Einheit eine Leitvorstellung aus der Frühphase der Institutionalisierung ist, die heute differenzierter gesehen werden muss. In der Pionierphase bestand tatsächlich noch – wegen der geringen Differenzierung des praktischen Instrumentariums und des Entwicklungsstandes der Theorie – eine weitgehende Identität von Therapie und Theorie (obwohl bei näherem Hinsehen auch schon bei Freud deutlich wird, dass Therapie und Theorie unterschiedliche Arten von Praxis sind). Durch die inzwischen erreichte Entwicklung sowohl der Praxis als auch der Theorie sind die Merkmale der Beschäftigung mit autopoietischer Realität deutlicher zu sehen: dass Therapie (als praktische Reflexion) nicht identisch mit Wissenschaft und Wissenschaft (als Reflexion des Praxisfeldes) nicht identisch mit Therapie ist. Therapie braucht ihre eigene Form der Anwendung von Theorie, Wissenschaft muss die Befunde der Therapie für ihre Zwecke neu formatieren. Die Entwicklung von Vorstellungen über die Besonderheiten des Einzelfalls mit Hilfe allgemeiner Konzepte, also die Erforschung des Einzelfalls ist nicht identisch mit der systematischen Überprüfung und Interpretation

empirischer Vielfalt und theoretischer Modelle. Als Therapie operiert Psychoanalyse im eigenen Setting; als Wissenschaft steht sie im Kontext sozial institutionalisierter Erkenntnis. Um Kontakt mit dem Wissenschaftssystem zu halten, muss man sich nicht nur methodisch und theoretisch auskennen, man muss auch imstande sein, eigene Erkenntnisse auf kontrollierte Weise in andere Referenzsysteme zu transformieren und externe mit den eigenen in Kontakt zu bringen. Das verlangt besondere Kompetenzen: eine eigene Wissenschaftsstrategie auf der Höhe der Zeit, die in entsprechenden Formen erarbeitet und professionell gepflegt werden muss.

Vielleicht ist es unmittelbar einfacher, sich in die eigene Nische zurückzuziehen und sich auf sein Kerngeschäft zu beschränken. Angesichts des Potenzials der Psychoanalyse wird damit die Chance vertan, in Freuds Sinn einen unverzichtbaren Beitrag zur Entwicklung der allgemeinen Aufklärung zu leisten. Die Nutzung dieses Potenzials würde allerdings die *aktive* Entwicklung der erforderlichen Bedingungen und Fähigkeiten – Diskursfähigkeit, das Durchhalten von Strategien und das Aushalten von Widersprüchen – voraussetzen, also einen mühsamen und nicht unproblematischen Professionalisierungsschub. Aber der Aufwand lohnt sich – nicht nur für die Psychoanalyse selbst, sondern auch für ihre Nachbarwissenschaften, die auf solche Leistungen angewiesen sind.

Literatur

Ferenczi, S. (1910): Zur Organisation der psychoanalytischen Bewegung, in: Schriften zur Psychoanalyse I, Giessen 2004.

Goffman, E. (1967): Stigma. Über Techniken der Bewältigung beschädigter Identität, Frankfurt.

Hartmann, H. (1927): Grundlagen der Psychoanalyse, Die Grundlagen der Psychoanalyse, Stuttgart.

Jones, E. (1984): Sigmund Freud – Leben und Werk. Band 2, München.

Rapaport, D. (1959): Die Struktur der psychoanalytischen Theorie, Stuttgart 1973.

Schülein, J.A. (1999): Die Logik der Psychoanalyse. Eine erkenntnistheoretische Studie, Gießen.

Sylvia Zwettler-Otte

Über die heimliche Attraktivität des Unbewussten und die sogenannte „Krise" der Psychoanalyse.[1]

> „Das Wörtchen <unbewusst> macht
> den Leser leider ein wenig unsicher [...]"
> (Emil Raimann, 1912)

Als ich mit einer Historikerin an einem umfangreichen Projekt über die **Rezeption der Psychoanalyse in Österreich zwischen 1895 und 1938**[2] arbeitete, beeindruckte mich die Entdeckung, dass damals schon sehr ähnliche Reaktionen aufgetaucht sind, wie wir sie auch heutzutage gewöhnlich hören.

- Die Psychoanalyse wurde sehr früh totgesagt – ungeachtet der steigenden Zahl von Analytikern. Es gab den Hauptvorwurf, dass die Psychoanalyse keine positivistische Wissenschaft sei, dass es ihr an Objektivität fehle und dass sie sich von anderen Naturwissenschaften durch ihre Methode und die Annahme des Unbewussten unterscheide.

Arthur Kronfeld z.B., der Herausgeber der Wiener Klinischen Wochenschrift (WKW), schrieb eine kritische Erörterung über Freuds Theorien, ein zweiseitiger Auszug davon wurde in der WKW 1913 abgedruckt. Kronfeld versuchte zu beweisen, „dass die Freudsche Lehre mit der Wissenschaft und ihren Maßstäben sachlicher Strenge nichts zu tun hat" und meinte, dass „die an Freud anknüpfende Bewegung nach dieser vernichtenden Kritik ihr Ende erreichen wird." Doch auch Kronfeld spielt auf „die der Lehre Freuds anhaftenden Werte" an, die nach seiner Meinung von dessen Schülern gefährdet wurden. (Tichy M., Zwettler-Otte S., 1999, S. 56).

1928 veröffentlichte der bekannte Direktor der Psychiatrie und Nervenklinik in München, Oskar Bumke, in der Wiener Medizinischen Wochenschrift (WMW) einen Vortrag: er kritisierte die „Vertagung ins Unbewusste" als „psychoanalytische Märchen". Aber er fühlte sich auch verpflichtet zuzugeben, dass er seine „eigenen Anschauungen vom Dualismus der menschlichen Seele... Freud verdanke. (Tichy M., Zwettler-Otte S., 1999, S. 60 f).

---

1 Eine gekürzte englische Version wurde am 16.4. 2004 in Helsinki bei der Jahrestagung der Europäischen psychoanalytischen Tagung vorgetragen.
2 Tichy M., Zwettler-Otte S. (1999): Freud in der Presse. Rezeption Sigmund Freuds und der Psychoanalyse in Österreich 1895–1938. Wien: Sonderzahl-Verlag

Man kann bereits bei diesen zwei Zitaten sehen, dass auf die Zurückweisungen anerkennende Bemerkungen folgen. Behauptungen, dass die Psychoanalyse überholt und nicht wissenschaftlich sei wie positivistische Wissenschaften, sind uns auch heute vertraut.

- Im Hinblick auf die Inhalte der psychoanalytischen Theorie nahm man besonders daran Anstoß, dass die Sexualität in der Psychoanalyse eine große Rolle spielt, und das bereits in früher Kindheit.
- Eine Folge davon war das Gefühl, dass traditionelle Werte der Kultur, der Ethik und der Religion in Gefahr wären.

Die folgenden Kritikpunkte, die immer wieder kamen, beinhalten eine rivalisierende Einstellung gegenüber Freud und den anderen frühen Analytikern:

- Da gab es den Vorwurf, dass sich die anderen Fachärzte, vor allem die Psychiater, von den Psychoanalytikern ignoriert fühlten; es wurde ihnen auch vorgeworfen, erbliche und konstitutionelle Faktoren zu wenig zu beachten; diese hatten als „black boxes" gedient, wann immer keine andere Ätiologie gefunden wurde.

Das wurde z.B. von zwei berühmten Herz-Spezialisten erkannt, von Max Herz und Karel Frederik Wenckebach; sie lehnten eine Verleugnung der Unwissenheit, indem man Konstitution und Degeneration als „große Rumpelkammer" benützte, ab, und beide gelangten zu einer Wertschätzung der Psychoanalyse als einem neuen Weg, medizinisches Wissen zu erweitern – natürlich mit gewissen Einschränkungen –, besonders im Hinblick auf Herzneurosen. (Tichy M., Zwettler-Otte S., 1999, S. 53)

- Weiters wurde ernsthaft kritisiert, dass es schwierig schien zu lernen, wie man Psychoanalytiker wird: die Schwierigkeiten sah man nicht innen, sondern außen: verursacht durch eine arrogante und exklusive Haltung der Analytiker.
- Unter dem Eindruck ausgeschlossen zu sein, bemühten sich manche Psychiater nachzuweisen, dass die Psychoanalyse als Theorie und als Behandlungsmethode von neurotischen, hysterischen und sogar schwereren Störungen versage.

So beendete Kronfeld, den ich vorhin erwähnte, seinen Artikel mit dem Aufruf: „Hier ist viel Unheil zu verhindern!", und Alfred Erich Hoche, ein berühmter deutscher Psychiater, bat die Kollegen um belastendes Material gegen Psychoanalytiker (Tichy M., Zwettler-Otte S., 1999, S. 54 f)

Trotz dieser Vorwürfe riss die Diskussion über die Psychoanalyse nicht ab. Die Gruppe von medizinischen Kollegen und Angehörigen anderer Berufe, die sich für diese neue Wissenschaft interessierten, wurde größer.

- Manche Mediziner versuchten, auf autodidaktische Weise anzuwenden, was sie in Freuds Publikationen gelesen hatten, die gut bekannt wurden – im Gegensatz zu einer Behauptung Freuds:
„Unterdes wurden meine Schriften in der Fachliteratur nicht referiert oder, wenn dies ausnahmsweise geschah, mit höhnischer oder mitleidiger Überlegenheit zurückgewiesen. (Freud S., 1914, S61)
- Manche von ihnen veröffentlichten die Ergebnisse ihrer psychoanalytischen Experimente mit statistischen Angaben und einem unterschiedlichen Eindruck, mehr oder weniger erfolgreich zu sein.
So stellte z.B. Ernst Bloch, ein Nervenarzt aus Kattowitz, in der WKW 1907 fest: „Ich muss sagen, dass mir die Psychoanalyse in 99 von 100 Fällen misslungen ist, und ich gestehe offen zu, dass es zum überaus größten Teile an mir selbst lag." (Tichy M., Zwettler-Otte S., 1999, S. 66 f)
- Manche schlugen Freud und seinen Mitarbeitern einen **Handel** vor, indem sie eine größere Anerkennung der Psychoanalyse in Aussicht stellten, wenn Freud bereit wäre, die Rolle der Sexualität in der Ätiologie der Neurosen zu reduzieren und damit aufzuhören, dieses enge Gebiet zu überschreiten durch die Anwendung psychoanalytischer Ideen auf Kultur, Kunst und Religion.
In einer Buchbesprechung des „Jahrsbuch(s) der Psychoanalyse", das von Freud und Jung 1908 herausgegeben wurde, sagte der Rezensent von Freuds Analyse der Phobie eines fünfjährigen Knaben, dass Freud sich einen schlechten Ruf erspart hätte können, wenn er nicht so kompromisslos auf der Rolle der infantilen Sexualität beharrt hätte, Millionen Kinder würden ähnliche Erlebnisse glatt verarbeiten. Aber der Rezensent musste auch Freuds „schöne Benennungen psychischer Mechanismen" anerkennen. (Tichy M., Zwettler-Otte S., 1999, S.46 f)
- Manche griffen ohne Rücksicht auf das gesamte wachsende psychoanalytische Wissen nur spezielle Themen heraus.

Die meisten der Zitate haben nun schon gezeigt, dass kaum eine negative Kritik gefunden werden konnte ohne irgendeine Anerkennung; andererseits war üblicherweise auch das Lob der Psychoanalyse mit einigen Einschränkungen verbunden. Anerkennungen wurden nicht nur geäußert, um die eigene Objektivität zu beweisen; es war offensichtlich, dass es **von den Anfängen der Psychoanalyse an eine ambivalente Einstellung gab, einen Kampf zwischen Anziehung und Ablehnung, welche die neue Wissenschaft hervorrief.**

Ambivalenz ist zu erkennen

- in den zustimmenden und ablehnenden Artikeln über „die bekannten, ebenso gepriesenen wie bekämpften Ansichten" (Tichy M., Zwettler-Otte S., 1999, S. 44);
- in Entgegnungen, die häufig viele Seiten füllten und so eine Menge Aufmerksamkeit der Psychoanalyse widmeten, obwohl es hieß, sie wäre nicht der Mühe wert;
- in den Anerkennungen, die in die negativen Kritiken hineingeflochten wurden;
- und sogar im Lob von Freuds „brillantem Stil", das Freud einmal als die feinste und liebenswürdigste Form des Widerstands bezeichnet hat;
- und vielleicht sogar in dem Schreibfehler, der so häufig passierte: Freuds Vorname wurde immer wieder mit ie geschrieben: Siegmund, und dabei könnte es sich manchmal um eine Fehlleistung gehandelt haben, um eine unbewusste Zustimmung zu Freuds Behauptungen;
- und auch die übliche Spaltung zwischen Respekt für Freud und Verachtung für seine Schüler war ein Weg, widersprüchlichen Gefühlen Rechnung zu tragen.

Werfen wir noch einen Blick auf die Buchbesprechung, die Emil Raimann 1912 in der Wiener Klinischen Wochenschrift veröffentlichte, weil sie so ein typisches verdichtetes Beispiel der Ambivalenz gibt, die zwischen Bewunderung und Faszination einerseits und Zweifel und Spott andererseits schwankt: Raimann der einmal mit offensichtlichem Neid behauptet hatte, dass nicht nur Analytiker in die Tiefen des Seelenlebens eindringen könnten, schrieb über Freuds Fall Schreber:

„(Er) deutet nach der schon so oft bewunderten virtuosen Technik aus Halluzinationen und Wahnideen. Anlass zur Erkrankung sei das Auftreten einer femininen (passiv homosexuellen) Wunschphantasie gewesen." Dass Freud auf das Klimakterium virile mit seinen Krankheitsdispositionen hinweist, wertet Emil Raimann „als Entgegenkommen", das „freudigst quittiert wird." Zur Aufdeckung abgewehrter homosexueller Wünsche beim Verfolgungswahn meint Raimann: „Es wäre eine Entdeckung, wenn Freud recht behält mit seiner Konstatierung, dass [alle Paranoiker...] an der Bewältigung ihrer unbewusst verstärkten Homosexualität gescheitert waren. **Das Wörtchen <unbewusst> macht den Leser leider ein wenig unsicher** [...]."(Tichy M., Zwettler-Otte S., 1999, S. 48; S. 81)

Trotz fortgesetzter Bemühungen und Beweisen von Neugier und Interesse in der akademischen Welt und in der Öffentlichkeit sprach Freud von seiner Isolierung, und wir sollten nicht übersehen, dass er sie „**splendid** isolation" nannte.

„Wenn ich ... auf jene einsamen Jahre zurückblicke, will es mir scheinen, es war eine schöne, heroische Zeit; die „splendid isolation" entbehrte nicht ihrer Vorzüge und Reize." (Freud S., 1914, GW X, S. 60)

Dieser sehr subjektive Eindruck wurde bereits 1962 von J. Bry und Alfred H. Rifkin erkannt:

„...welche Isolierung Freud auch gefühlt haben mag, sie entstammte seiner Vorstellung und entsprang seinen eigenen Bedürfnissen." (S. 15)

F.J. Sulloway widmete 1979 in seinem Buch „Freud. Biologe der Seele" dem Heldenmythos in der psychoanalytischen Bewegung eine Menge Überlegungen.
Und Norman Kiell warf 1988 die Frage auf, ob Freud

„ein so leidenschaftliches Bedürfnis nach Märtyrertum hatte, dass er oft bitter und ungerechtfertigt über die Rezensionen klagen musste, oder war er nur ein reizbarer, ungeduldiger Autor, der unverhältnismäßig stark enttäuscht über den vermuteten Mangel an Aufmerksamkeit war, die seinen Büchern in den Fachzeitschriften entgegengebracht wurde?" (S. 1)

Mehrere Autoren befassten sich mit der Notwendigkeit der inneren Isolation während der Entstehung einer genialen Leistung.
Tatsache ist, dass Freuds Veröffentlichungen nicht völlig ignoriert wurden. Um meinen Bericht über die frühe Rezeption der Psychoanalyse abzuschließen: es zeigte sich,

- dass die Psychoanalyse in ihren Anfängen nicht gänzlich unbeachtet blieb und nur abgelehnt wurde, sondern dass sie ein sehr ambivalentes Interesse hervorrief,
- und dass Freud selbst und seine frühen Biographen seine Isolierung während der ersten Jahre übertrieben und ihren Zeitraum überdehnten.

Wir konnten in unserem Forschungsprojekt nachweisen, dass von 1895 bis 1938 z.B. in der „Wiener Medizinischen Wochenschrift" 381 Artikel erschienen, wovon nur 78 kurz waren; im selben Zeitraum brachte die „Wiener Klinische Wochenschrift" 223 Beiträge, von denen nur 15 kurze Notizen waren. Das gleiche Ergebnis zeigte sich bei den öffentlichen Journalen: hier wurden 1450 Artikel gefunden.
Im Hinblick auf die Inhalte der Beiträge, die sich mit Psychoanalyse befassten, könnte man auf den ersten Blick den Eindruck gewinnen, dass die negative Kritik dominierte. Bei genauerem Studium sind das Interesse, die Neugier und

die Bemühungen, sich diese neuen Ideen anzueignen und zu erproben nicht zu übersehen.

Freud ignorierte die Anerkennung, die er erfuhr, nicht generell: besonders seine späteren Bemerkungen zeigen, dass er sehr wohl wusste, dass die Psychoanalyse

„ihre Lebens- und Entwicklungsfähigkeit erwiesen (hat) als Wissenszweig wie als Therapie." Und er schloss seine Beschreibung der Entwicklung der IPA: „Das Ganze macht aber den erfreulichen Eindruck von ernsthafter wissenschaftlicher Arbeit auf hohem Niveau." (Freud S., 1935, GW XVI, S. 34)

Trotzdem bleiben solche Anmerkungen irgendwie isoliert und führten nicht dazu, dass er seine Meinung über die frühe Rezeption änderte. Am Ende seines Lebens sagte Freud klar, dass eine neue Wahrheit eine Generation braucht, um anerkannt zu werden (Freud S., 1939); demnach hätte er hoch zufrieden sein können, bereits 1914 (zur Geschichte der Psychoanalytischen Bewegung) das Ende der Latenz der Psychoanalyse zu sehen, 14 Jahre nach dem Erscheinen seiner Traumdeutung.

Obwohl Freud hauptsächlich während seines dritten und fünften Lebensjahrzehnts über die schlechte Rezeption der Psychoanalyse klagte, korrigierte er später seine Sicht nicht, z.B. im Nachwort zu seiner Autobiographie 1935.

So finden wir auch bei Freud selbst widersprüchliche Tendenzen. (Vergleiche auch Sulloway F.J. 1982, S. 650). Er war auch ambivalent im Hinblick auf die Repräsentation der Psychoanalyse an der Universität (Kutter P. 1996, S. 461; Tichy M., Zwettler-Otte S., 1999, S. 64 ff). Und dass er mit „Genugtuung" beobachtete, wie andere bei der Deutung von Träumen versagten, kann nicht gerade als Anstrengung, die Psychoanalyse zu verbreiten, gesehen werden.

Die Sichtweise einer heroischen Isolierung wurde von Ernest Jones und den anderen frühen Biographen aufgegriffen, und Tilman Elliger hat gezeigt, dass dies zweifellos das Ergebnis einer sehr starken Identifizierung mit Freud selbst war.

Keine der Reaktionen, welche die Psychoanalyse zu der Zeit hervorrief, als Freud sie als neue Wissenschaft entwickelte, fehlt heute gänzlich, aber die Bedeutung einiger Argumente hat sich verschoben: heutzutage ist man nicht so sehr besorgt, dass die Psychoanalyse eine Vernachlässigung erblicher oder konstitutioneller Faktoren verursachen könnte, oder dass ethische oder kulturelle Werte in Gefahr geraten könnten; auch die Vorwürfe, die Psychoanalyse könnte die Religion angreifen, gehören nur zur Sorge kleiner religiöser Gruppen und stehen nicht im Mittelpunkt allgemeiner Kritik; und der frühere Hauptvorwurf, dass die Psychoanalyse die Rolle der Sexualität überbewerte, scheint nicht mehr der wichtigste Einwand zu sein – vielleicht weil dies die wesentliche Quelle der geheimen

Attraktivität der Psychoanalyse war und ist und weil heute die Rolle der Sexualität oberflächlich betrachtet weniger unterdrückt erscheint. Heutzutage steht eher die alte Kritik im Vordergrund, dass die Psychoanalyse nicht genug wissenschaftlich wäre und dass sie sich von jeder anderen Disziplin unterscheidet.

Was für unser Thema von besonderer Bedeutung zu sein scheint, ist, dass Freuds Überzeugung, schwere und einsame Kämpfe gegen die Ignoranz einer Mehrheit um ihn herum führen zu müssen, die Vorstellung von Gefahr enthält, sehr ähnlich wie unser modernes Konzept der sogenannten „Krise" der Psychoanalyse.

Es könnte also die „Krise", von der viele in den letzten Jahren gern sprachen, die moderne Version eines alten und unvermeidlichen Kampfes sein, der nach außen projiziert ist, statt dass seine inneren Wurzeln in uns selbst ebenso wie in unseren Patienten oder potentiellen Kandidaten gesehen werden. Natürlich hat das reale und ernste Konsequenzen in der Außenwelt.

Ich persönlich glaube nicht, dass der Ausdruck „Krise" zutrifft, weil dieses Wort, das sich aus dem griechischen Wort *krisis* **ableitet, einen entscheidenden Moment bezeichnet, während die Unsicherheit in der Analyse eine permanente und wesentliche ist. Psychoanalyse kann per definitionem nicht leicht akzeptiert werden, weder vom Individuum noch von der Gesellschaft** (Vgl. Kohon G., 1999 a) S. 39).

Meiner Ansicht nach hat man dem Widerstand gegen die Psychoanalyse viel mehr Beachtung geschenkt als der **gegenläufigen Kraft, welche die Entwicklung der Psychoanalyse und die Diskussion über sie seit mehr als einem Jahrhundert in Gang gehalten hat.** Diese gegenläufige Kraft – **die geheime Attraktivität der Psychoanalyse** – entsteht meiner Meinung nach, wann immer persönliches unbewusstes Material mit psychoanalytischen Ideen in Kontakt kommt; diese können einen ähnlichen Effekt wie eine Deutung haben und „all dem Verdrängten, was in der menschlichen Seele nach Befreiung ringt", erlauben aufzutauchen und Triebansprüche wachzurütteln, die sonst in der Unterdrückung erhalten werden können. (Freud S., 1937, S. 95).

Diese vorübergehende Entlastung reduziert die Spannung und kann deshalb als lustvoll erlebt werden.[3] Natürlich kann diese Erleichterung gewöhnlich nicht lange dauern, und die zurückkehrende Abwehr mag manchmal danach sogar stärker sein. **Aber es kommt nicht nur die Verdrängung wieder zurück, sondern auch die Suche nach Lust bahnt sich den Weg zurück zu der einmal erlebten Erleichterung. Ich denke, das ist der Kern der geheimen Attraktivität der Psychoanalyse**, und es ist legitim zu behaupten, dass diese Anziehung in

---

3   Vgl. Zwettler-Otte S.: The Choice of an Analyst, Vortrag gehalten auf der EPF-Konferenz in Sorrent am 25.4.2003.

dem fundamentalen seelischen Prinzip wurzelt, das Freud **Lust-Unlust-Prinzip** genannt hat.

Das Wachstum der Psychoanalyse in internationalen Organisationen, der Einfluss in der akademischen Welt (Kohon G., 1999 a), S. 44), eine Menge therapeutischer Schulen, die behaupten auf psychoanalytischer Theorie zu basieren – ob dieser Anspruch nun gerechtfertigt ist oder nicht – und einige gesellschaftliche Veränderungen, z.B. im Hinblick auf die öffentliche Meinung über die Bedürfnisse von Kindern und ihre Behandlung im Spital (Britton R., 2004) – all diese Entwicklungen beweisen die Attraktivität der Psychoanalyse.

Die Ursachen, weshalb die Attraktivität der Psychoanalyse mehr verleugnet wird als der Widerstand gegen sie, könnten verborgen sein

- in einer unbewussten Identifizierung mit Freud, die manchmal vielleicht ein Ersatz für ein ernsthaftes Durchdenken seiner Ideen ist,
- in einem inneren Prozess, der parallel zu Freuds eigenem Wunsch verläuft, ein einsamer Held zu sein,
- in unserer unbewussten Beziehung zu Freud, die oft eine Menge ödipale und ambivalente unbewusste Phantasien beinhaltet, und vor allem
- in unserem inneren unbewussten Kampf zwischen Anerkennung und Verleugnung von Verdrängtem.

Der Ausdruck „Krise", der ähnlich wie der Heldenmythos die Vorstellung von Gefahr beinhaltet, könnte unser Bedürfnis nach einer idealisierenden Identifizierung mit Freud befriedigen, aber er könnte auch unserer eigenen Ambivalenz entsprechen, wobei die destruktiven Kräfte nach außen projiziert würden.

Es ist interessant, dass in unserem Beruf unsere Beziehung zu Freud so viel wichtiger ist als es in anderen Disziplinen der Fall ist, die nicht besorgt sein müssen, „ihren Vorfahren zu <verlieren>. Es könnte ein Zeichen von Gesundheit sein, vom Gewicht der Vergangenheit befreit zu sein, wenn die Disziplin Zeichen von Wachstum zeigt", stellt André Green fest (2001, S. 25). Und es wäre kein Thema für einen Kongress von Physikern, über „Unsere Identifizierung mit Einstein" zu sprechen, wie H. Leupold-Löwenthal meinte und darauf hinwies, dass auf die ursprüngliche, naive, idealisierte Identifizierung eine ambivalente Haltung folgt, während die ödipalen Konflikte durchgearbeitet werden (1986, S: 8).

Jedenfalls hat unsere Ambivalenz ernste Konsequenzen.

André Green spielte auf die Rolle des Analytikers in der schwierigen Situation an, mit der wir nun konfrontiert sind.

„Psychoanalytiker sind sorglos. So lange sie ihre Praxis voll haben ... geben sie nicht acht. Sie haben erst angefangen sich Sorgen zu machen, als sie weniger Patienten hatten. Ich glaube, wir sollten rasch wieder ins Gespräch kommen, ..." (Kohon G., 1999 a), S. 43).

Wir haben es verabsäumt, in ausreichendem Maß so klar wie möglich zu erklären – anderen Psychotherapeuten, potentiellen Patienten, Kandidaten und der Öffentlichkeit – worin wir den Unterschied sehen zwischen Psychoanalyse, anderen Wissenschaften und anderen Therapien. André Green hat einige Gründe für dieses Versagen aufgezeigt:

„Wir wissen, wie schwer es für Psychoanalytiker ist zu definieren, wer sie sind ... sie zögern zu beschreiben, was sie tun; sie möchten nicht auf ihre Rolle als Therapeuten beschränkt sein ... und sie können auch nicht zustimmen, als Hermeneutiker klassifiziert zu werden ... **kein Gewand, das man sie einlädt anzuziehen, scheint zu dem Image zu passen, das sie von sich zu präsentieren wünschen, ...**" und er zieht daraus den Schluss, dass es dem Analytiker durch die Identifizierung mit seinen Patienten widerstrebt, ihnen anonyme Etikettierungen zu applizieren; dadurch schützt er nicht nur seine Patienten, sondern auch sich selbst, wenn er dieselben Mechanismen bei sich selbst entdeckt."

Psychoanalyse verlangt die Konzentration der Aufmerksamkeit auf innere Prozesse; das fördert natürlich – zumindest zeitweise – einen Rückzug von der Außenwelt.

Weder Freud noch die ihm nachfolgenden Analytiker (uns selbst eingeschlossen) konnten das Schwanken zwischen dem Wunsch nach äußerer Anerkennung und dem Wunsch, sich selbst und die anderen zu schützen vermeiden.

Die Lösung, die Freud für sich selbst fand, war ein Kompromiss:

„Dies Schicksal stellte ich mir in folgender Weise vor: Es würde mir wahrscheinlich gelingen, mich durch die therapeutischen Erfolge des neuen Verfahrens zu erhalten, die Wissenschaft aber würde zu meinen Lebzeiten keine Notiz von mir nehmen. Einige Dezennien später würde ein anderer unfehlbar auf dieselben, jetzt nicht zeitgemäßen Dinge stoßen, ihre Anerkennung durchsetzen und mich so als notwendigerweise verunglückten Vorläufer zu Ehren bringen." (Freud S., 1914, S. 60)

So beinhaltete seine Vorstellung, ein einsamer Held zu sein, beides: die Nichtbeachtung seiner Errungenschaft und eine *verzögerte* Erfüllung seines Wunsches nach einer ehrenvollen Anerkennung in der Zukunft.

Zweifellos ist diese Ambivalenz nur ein Teil des gesamten inneren Kampfes, der auf dem Unbewussten und seiner verborgenen strukturierenden Organisation beruht.

Da wir nun an den Folgen unserer ambivalenten und sorglosen Haltung leiden, zeigen wir große Anstrengungen, die Psychoanalyse zu fördern und den Mangel an Patienten zu bekämpfen; an der Oberfläche sieht es so aus, als hätten wir unsere abwehrende Haltung verändert, und wir haben ein Outreach-Programm und eine Working Party on Interface Issues geschaffen: wenn wir dem sorgfältigen Bericht zuhören, den Shmuel Erlich bereits über die Forschungsergebnisse beim

Joint Meeting 2003 in Barcelona gegeben hat, ist da ein großer Unterschied zwischen der vordergründigen Akzeptanz solcher Aktivitäten und der verdeckten Ablehnung. Erlich stellte fest:

„Die vordergründige Zustimmung zu Interface ist eindeutig nur ein oberflächliches Einverständnis. Nähere Untersuchung enthüllt viel Angst und Ambivalenz im Hinblick auf Öffentlichkeitsarbeit auf verschiedenen Gebieten."

Es ist, als würden wir mit starken Armen eine Tür öffnen, während wir sie heimlich mit dem Fuß blockieren.

Es scheint notwendig, immer wieder über das Unbewusste als das Wesentliche der Psychoanalyse nachzudenken. Die Warnung Joseph Sandlers ist sicher berechtigt, dass wir darauf achten sollen, dass wir unsere psychoanalytischen Strukturen nicht niederreißen oder verändern, während wir Brücken zwischen der Psychoanalyse und benachbarten Gebieten bauen (Sandler A.-M., Davies R., S. 19). Wiederum ein Paradoxon, das die Rezeption der Psychoanalyse erschwert und positivistische Wissenschaftler verwirren kann.

Die Gefahr, das Wesentliche an der Psychoanalyse zu verlieren, wurzelt in unserer eigenen Abwehr, und dieser Verlust kann innerhalb psychoanalytischer Organisationen ebenso passieren wie außerhalb, er ist nicht auf diejenigen beschränkt, die keine Mitgliedschaft der Europäischen oder der Internationalen Psychoanalytischen Vereinigungen erworben haben.

Die Entscheidung fällt also innen, nicht außen, und in diesem Sinn könnte man sogar von einer permanenten inneren Krise sprechen.

Ich habe eine eindrucksvolle Verwendung des Ausdrucks „Krise" bei Michael Leiris gefunden, dem ersten Kritiker, der einen anerkennenden Text über eine Skulptur Giacomettis schrieb und 1928 veröffentlichte:
„Es gibt Momente, die man als Krise bezeichnen kann, und das sind die einzigen, die im Leben zählen. Das sind die Momente, in denen das, was außen ist, plötzlich auf den Appell, den wir von innen aussenden, zu antworten scheint, wenn sich die Außenwelt gleichsam öffnet, um zwischen sich und unseren Herzen plötzlich eine Kommunikation herzustellen. Ich mag die Bildhauerei von Giacometti, weil alles was er tut, wie die Perfektion einer dieser Krisen ist." (Lord J., 1988, S. 117)

Eine poetischere Beschreibung einer Projektion lässt sich wohl kaum finden. Dennoch würde ich nicht von der Krise der Psychoanalyse sprechen. **Um unbewusstes Material bewusst zu machen, ist Arbeit nötig, und ebenso ist Arbeit erforderlich um zu erhalten, was durch die Psychoanalyse gewonnen wurde, ähnlich wie die Traumarbeit, die Trauerarbeit oder das Durcharbeiten.** Arbeit basiert auf einem destabilisierenden, quälenden Prozess (Green A., 1999, VII). So könnte man – denke ich – sogar von der **Rezeptionsarbeit** sprechen. **Sie**

besteht im Erwerb eines Wissens, von dem per definitionem unsicher ist, ob es von Dauer ist.

Es mag ein Trost sein, dass es auch andere Fähigkeiten gibt, die immer wieder aufs neue erworben werden müssen, wenn wir z.B. an die Kunst eines Pianisten oder Tänzers denken; sie haben auch gegen den Verlust ihrer Fähigkeit durch harte, tägliche Übung, durch **Arbeit**, anzukämpfen.

Für unsere Arbeit als Analytiker müssen wir nicht nur von unserer eigenen Analyse lernen, sondern auch durch psychoanalytische Lektüre; sie sollte – konstatierte Gregorio Kohon (1999 b, S. 157) in seinem Buch „No lost certainties to be recovered" –

„so etwas wie eine Talmudische Aufgabe werden. Nicht weil ein psychoanalytischer Text göttliche oder gegebene Wahrheiten enthält, sondern weil der Leser eingeladen und sogar gezwungen ist, in einer speziellen Weise damit zu kämpfen: der psychoanalytische Text verlangt immer Deutung."

Und diese Deutung wird ein kritischer Moment sein, denn oft haben wir dasselbe Problem wie Emil Raimann, der sagte:

„Das kleine Wort <unbewusst< macht den Leser leider ein wenig unsicher".

Literatur

Britton Ronald (2004): The Institute of Psychoanalysis. News and Events
Bry J. & Rifkin A. (1962) Freud and the history of ideas: primary sources, 1986–1910, in: Science and Psychoanalysis, hrg. Masserman, J.H., N.Y., Nr. 5, p. 6 ff
Elliger, Tilman (1990): Sigmund Freud's „splendid isolation". Materialien zur Kritik der psychoanalytischen Geschichtsschreibung, in : Psyche, Nr. 7, p. 612 ff
Erlich S. (2003) Report of the Working party on Interface Issues.
Freud S. (1914): Zur Geschichte der Psychoanalytischen Bewegung, GW X
   (1935): Nachschrift zur „Selbstdarstellung", GW XVI
   (1937): Die endliche und die unendliche Analyse GW XVI
   (1939): Der Mann Moses und die monotheistische Religion GW XVI
Green A. (1999): The work of the Negative. London
Kiell N. (1988): Freud without hindsight. Reviews of his work 1893–1938, Connecticut
Kohon G. (1999a): The Dead Mother. The Work of André Green. London
   (1999b): No lost certainties to be recovered. London. Karnac.
Kutter P. (1996): Der Stachel im Fleisch. Das Institut für Psychoanalyse im Fachbereich Psychologie, in: Psychoanalyse in Frankfurt am Main, hsg. Plankers u.a., Tübingen

Lord J. (1986): Giacometti. A Biographie. Phoenix, Lion

Parsons M. (2003): Das Wiederfinden der Theorie in der klinischen Praxis, in Sandler A.-M., Davies R.: Psychoanalyse in Großbritannien

Sandler J. (2003): Psychoanalytische Konzepte und psychoanalytische Praxis, in Sandler A.-M., Davies R.: Psychoanalyse in Großbritannien.

Sechaud E. (2003): Die Person des Analytikers in der psychoanalytischen Kur. Intrapsychisch-interpsychisch: ein Paradox in den verschiedenen psychoanalytischen Traditionen. EPF Bulletin 57

Sulloway F.J. (1982): Freud. Biologe der Seele. Jenseits der psychoanalytischen Legende. Edition Maschke.

Tichy M. & Zwettler-Otte S. (1999): Freud in der Presse. Rezeption Sigmund Freuds und der Psychoanalyse in Österreich 1895–1938. Wien, Sonderzahl-Verlag.

Zwettler-Otte S. (2003): The Choice of an Analyst (EPF-Conference in Sorrent; manuscript)

Sylvia Zwettler-Otte

Von Freuds „splendid isolation" zu unserer „Krise" – Der Versuch einer Deutung innerer Kämpfe gestern und heute[1]

Freud äußerte im Hinblick auf die Rezeption der Psychoanalyse oftmals Besorgnis, und offensichtlich erleben viele der Analytiker ebenfalls ein Gefühl der Bedrohung, wenn sie von einer Krise der Psychoanalyse sprechen. Mit „Krise der Psychoanalyse" scheint ein schwindendes Interesse für diese Forschungs- und Behandlungsmethode seitens potentieller Ausbildungskandidaten und Patienten gemeint zu sein, ein Erlöschen der Rezeption.

Ich habe an anderen Stellen[2] auf die verblüffenden Parallelen zwischen der frühen Psychoanalyserezeption zur Zeit Freuds und der heutigen Rezeption hingewiesen. Bei einem umfangreichen Forschungsprojekt in Wien hat sich erwiesen, dass – entgegen zahlreichen Äußerungen Freuds und später seiner Biographen – die Psychoanalyse in ihren Anfängen **keineswegs totgeschwiegen, sondern auf äußerst ambivalente Weise rezipiert wurde.** So wurden z.B. zwischen dem Erscheinen der „Studien über Hysterie" im Jahr 1895 bis zur Vertreibung der Psychoanalyse durch den Nationalsozialismus 1938 in den beiden größten medizinischen Fachzeitschriften insgesamt 604 Beiträge über die Psychoanalyse gebracht. Aber auch in der damals wichtigsten Tageszeitung, der Neuen Freien Presse, erschienen in diesem Zeitraum zahlreiche Artikel und lieferten gleichsam ein Bild vom Mikrokosmos der Psychoanalyserezeption: über Bücher, Vorträge, Seminare, Kongresse der Analytiker wurde dort ebenso berichtet wie von der Eröffnung des Wiener Psychoanalytischen Ambulatoriums, von Freuds 70., 75. und 80. Geburtstags und von seinen Urlauben auf dem Semmering: Freud war mittlerweile eine Prominenz in der Wiener Gesellschaft geworden. Auch viele Wochenzeitschriften befassten sich mit der Psychoanalyse; manchmal imponierte dabei weniger die Zahl der Beiträge als die Bedeutung der Persönlichkeit, die sich da öffentlich mit der Analyse auseinandersetzte, wie z.B. der berühmte Direktor des Wiener Burgtheaters Max Burckhard, der im Jänner 1900 eine sechsseitige Rezension über Freuds Traumdeutung schrieb, allerdings mit dem Bemühen, Freuds Theorie von der verschleierten Wunscherfüllung des Traumes anhand eigener Träume zu widerlegen.

---

1 Eine gekürzte englische Version wurde 2005 in Vilamoura bei der Europäischen Psychoanalytischen Jahrestagung vorgetragen.
2 Zwettler-Otte S.: 2004 a), 2004 b); Tichy M., Zwettler-Otte S. (1999)

Diese Beispiele sollten lediglich zeigen, dass Freuds Ansicht, die Psychoanalyse wäre von der akademischen Welt und von der breiten Öffentlichkeit völlig ignoriert worden, nicht den objektiven Gegebenheiten entsprach. Freud überdehnte den Zeitraum, in dem er seine ersten Entdeckungen alleine vorantrieb, und betonte oft einseitig die Ablehnung der Psychoanalyse, ohne auf das wachsende Interesse für sie einzugehen. So bemerkte er etwa 1914[3]:

„Unterdes wurden meine Schriften in der Fachliteratur nicht referiert oder, wenn dies ausnahmsweise geschah, mit höhnischer oder mitleidiger Überlegenheit zurückgewiesen."

Jedoch bereits 1962 wurden Zweifel an der Gültigkeit dieser Sichtweise Freuds und der ihm folgenden Historiographen laut: „Whatever isolation Freud may have felt was of his own ideation, arising out of his own needs." [4]

Und T. Ellinger[5] meinte, dass Freud tief in den „Mythos eines Helden" („myth of a hero") verstrickt war.

Es gab mehrfach unter Freuds Zeitgenossen die Tendenz, diese Sichtweise zu verstärken. So klagte z.B. einer von Freuds Schülern, Alfred Freiherr von Winterstein, auf der Titelseite der größten österreichischen Tageszeitung[6], dass Freud zwar einer der berühmtesten Österreicher sei, aber keine ausreichende öffentliche Wertschätzung erfahre: in Wien sei ein Genie zu lebenslangem Tod verdammt, während Musical-Stars unsterblich würden.

Obwohl Freud in späteren Jahren sich klar darüber äußerte, dass neue Ideen etwa eine Generation brauchen, um sich durchzusetzen[7] und obwohl die Psychoanalyse sogar schon nach anderthalb Jahrzehnten in einer Internationalen Vereinigung repräsentiert war, revidierte er seine früheren Klagen nicht.

In seiner Arbeit „Zur Geschichte der psychoanalytischen Bewegung"[8], die am meisten zur Verbreitung der Idee von der Isolation der Psychoanalyse beigetragen hatte, idealisiert Freud rückblickend die frühen Jahre als

„eine schöne heroische Zeit; die *splendid isolation* entbehrte nicht ihrer Vorzüge und Reize. Ich hatte keine Literatur zu lesen, keinen schlecht unterrichteten Gegner anzuhören, ich war keinem Einfluss unterworfen, durch nichts gedrängt. Ich erlernte es, spekulative Neigungen zu bändigen, und nach dem unvergessenen Rat meines Meisters Charcot dieselben Dinge so oft von neuem anzuschauen, bis sie von selbst begannen, etwas auszusagen."

---

3 Freud, S. (1914) GW 10, S. 61.; cf. Sulloway F. J. (1982), S. 606 ff.
4 Bry I., Ryfkin, (1962), p 15; cf Kiell N. (1988), S. 1
5 Elliger T. (1990), S. 625
6 Neue Freie Presse, 8.1.1924, S. 1
7 Freud S. (1939), GW 16, S. 121
8 Freud S. (1914), GW 10, S. 60

Die Einsamkeit dieser „heroischen Zeit" passt zum Mythos eines Helden, der auch dann noch weiterkämpft, wenn alle anderen zurückgeblieben sind. In Freuds Zitat wird recht deutlich, dass diese Einsamkeit rückblickend – nachträglich – in erster Linie bedeutete, ungestört zu sein und sich ganz auf die eigenen Gedanken konzentrieren zu können, nicht auf den Narzissmus anderer Autoren eingehen zu müssen, die zitiert werden wollten, nicht auf nur halb verdaute Entgegnungen antworten zu müssen und sich keinerlei Einflüssen und Forderungen auszusetzen. Die einzigen Einschränkungen bestehen in dem Bemühen, dem Realitätsprinzip gegenüber Spekulationen den Vorrang zu geben. Es ist vielleicht nicht unwesentlich, dass selbst hier in Freuds Beschreibung der Einsamkeit des Forschers eine Objektbeziehung durchschimmert: die zur idealisierten Vaterfigur Charcot, die mithalf, ihm den Weg zu seinen Entdeckungen zu bahnen. Auf einer tieferen Ebene ist also die Isolation eines einsamen Helden wohl als ein **Alleinsein mit inneren Objekten** zu verstehen, in diesem Fall mit einem hilfreichen väterlichen Objekt und einer Sache bzw. „Dingen", die sich erschließen und öffnen bzw. beginnen „etwas auszusagen" – eine interessante Projektion eigener innerer Arbeit auf äußere „Dinge".

Diese totale Hinwendung zur inneren Wahrnehmung und ihrer Verarbeitung kann zu Erkenntnissen und Entdeckungen führen, die später allgemeine Anerkennung finden mögen, aber eben erst in einer späteren Phase, in der bereits wieder eine Wendung nach außen möglich ist. Eine gleichzeitige Überlagerung der Phase der kreativen Isolation und der Öffnung nach außen muss zu Störungen und dem Gefühl der Bedrohung führen. Und doch sind diese beiden Phasen nicht immer sauber von einander zu trennen. Freud musste zwar nicht in denselben Stunden, aber doch in denselben Wochen und Monaten publizieren, was er erforscht hatte, und die Reaktionen darauf gaben manchen weiteren Denkanstoß, aber wohl häufiger Irritationen.

Im Grunde genommen antwortet Freud in diesem Zitat von der „splendid isolation" genau auf das, was die Rezeption der Psychoanalyse kennzeichnete:

1. Zwischen Neugierde und Neid

Da war Neugierde und Interesse, was denn dieser Kollege S. Freud, der sich schon mit etlichen neurologischen Arbeiten hervorgetan hatte, mit so frustrierenden Fällen von Hysterie und Neurosen machte. Er sollte es aber nicht wagen, die bisher gültigen Krankheitsursachen Heredität und Konstitution als unbedeutend zu erklären und damit die bisherigen Diagnosen und Behandlungsmethoden („roborierende Maßnahmen" wie Klimawechseln, Elektrotherapie etc.) in Misskredit zu bringen. Schließlich lebten viele Ärzte davon und fanden es schlimm genug, dass z.B. 2 prominente Herzspezialisten, Max Herz und Karel Frederik Wenckebach, Konstitution und Degeneration als „black box", als „Rumpelkammer" bezeichneten, in die alles geworfen wurde, wofür man bisher keine andere Ätiologie finden konnte[9]. Es war also gleichzeitig das Bedürfnis da, erfolgsversprechendere Behandlungsmethoden zu finden, womöglich selber zu entdecken, ohne sich wegen der bisherigen blamiert fühlen zu müssen. Deshalb war es auch wichtig, ob Freud die bisherigen Publikationen zitierte oder nicht.

Der Vorwurf zu geringen Interesses für nicht-analytische Fachliteratur wurde noch schärfer gegen die ersten Mitarbeiter Freuds, die ersten Analytiker, erhoben. So kritisierte z.B. der berühmte Neurologe Erwin Stransky 1911 in der Wiener Klinischen Wochenschrift:

„Kaum je lassen die Autoren einen Vertreter anderer Anschauungen zu Wort kommen [...]. Immerhin dürfen wir das einem Freud noch zugute halten: **wer selber Werte schafft, tut u.U. [...] am besten, wenn er in seinem Schaffen bewusst vereinsamt, jede Störung von außen abwehrend**. Minder gut aber steht den anderen eine oft erfrischende Voraussetzungslosigkeit..."[10]

Freud also brachte man Verständnis für seine Tendenz, sich zu isolieren entgegen, seinen Schülern jedoch nicht – eine Spaltung, die sich immer wieder zeigte. Freud war klar, dass es kaum Fachliteratur gab, die ihm für seine Fragen viel bringen konnte. Und er pries die Anfangszeit seiner Entdeckungen: „...ich hatte keine Literatur zu lesen... (Freud S. 1914, GW X, 60)."

2. Aneignungsversuche

Freud veröffentlichte natürlich Mitteilungen über seine neuen Wege der Forschung und Behandlung. Diese Mitteilungen verwendeten etliche Fachkollegen, um sich versuchsweise Freuds Ideen anzueignen und zu erproben. Aber das klappte nicht so recht, jedenfalls nicht wie bei der Verabreichung eines neuen Medikaments. Einerseits schienen die Patienten, meist Patientinnen, heftig zu reagieren, andererseits wehrten sie sich gegen Fragen über ihre Sexualität, und manche Ärzte begannen um ihre Reputation zu fürchten. **Quantitative Versuche hatten Vorrang vor qualitativen**: manche versuchten, möglichst viele Fälle „mit Psychoanalyse zu behandeln", statt genauer zuzuhören, genauer hinzusehen und genauer Freuds Arbeiten zu studieren.

---

9 Tichy M., Zwettler-Otte S., 1999, S. 53
10 Tichy M., Zwettler-Otte S., 1999, S. 39: Freud erkannte schon 1895, dass beides – die Erforschung und Behandlung seelischer Leiden – zusammenfiel, aber er sprach erst 1927 vom Junktim von Forschen und Heilen.

So rezensierte z.B. P. Karplus 1998 in der Wiener Klinischen Wochenschrift eine Arbeit seines Kollegen Felix Gattel „Über die sexuellen Ursachen der Neurasthenie und Angstneurose". Für Gattel seien Freuds Worte eine bindende Marschroute gewesen. Freud habe sich zwar in den letzten Jahren immer mehr von den anderen Autoren entfernt, ein sexuelles Trauma sei für ihn eine „conditio sine qua non", aber er sei bekannt durch seine vollkommene Gewissenhaftigkeit und feste subjektive Überzeugung. Deshalb wäre Freud wohl wenig begeistert von seinem fixen Jünger Gattel, der nun versucht habe, Freuds Hypothesen an 100 Fällen zu verifizieren. Gattel liefere jedoch bloß schülerhafte Kopien der Freudschen Psychoanalyse.[11]

Ganz ähnlich scheitert noch immer – fast ein Jahrzehnt später – ein anderer autodidaktischer Versuch eines Neurologen aus Kattowitz: Er berichtet in der Wiener Klinischen Wochenschrift 1907 ausführlich:

„Ich muss sagen, dass mir die Psychoanalyse in 99 von 100 Fällen misslungen ist, und ich gestehe offen zu, dass es zum überaus größten Teile an mir selbst lag." Und seine Erkenntnis, dass Psychoanalyse etwas mit der schwierigen Beziehung zwischen Arzt und Patient zu tun hat, formuliert er folgendermaßen: „...warm werden muss man erst mit den Patienten, wenn man sich auf das Glatteis der Psychoanalyse wagt."

Kritik und Selbstkritik der Anwendungsversuche der Psychoanalyse führten in vielen wie in diesen beiden zitierten Fällen nicht zu einer Ablehnung der Psychoanalyse, aber sie lieferten Material für die Gegner, die sich nicht einmal so weit wie die Autodidakten mit der Sache befassen, sondern sie lieber gleich abtun wollten.

Freuds Antwort auf solche wenig erfolgreichen Rezeptionsversuche seiner Kollegen war Ärger über den weit verbreiteten Irrtum der ungeheuren Selbstverständlichkeit, mit der man „Psychoanalyse" zu unternehmen versuchte: man könne Psychoanalyse wie jedes andere Wissen nur von denen lernen, die es haben, es sei unerklärlich, „dass noch keiner von den vielen, die sich für meine Therapie interessieren und sichere Urteile über dieselbe von sich geben, mich je gefragt hat, wie ich es eigentlich mache."[12] Und er zitiert Shakespeares Hamlet, der zu den Höflingen Rosenkranz und Güldenstern sagt, als sie das Geheimnis seiner Verstimmung ausforschen wollen: „Denkt ihr, ich sei leichter zu spielen als eine Flöte? [...] ihr könnt mich zwar verstimmen, aber nicht auf mir spielen."

Nun, das klingt nicht gerade nach einladender Öffentlichkeitsarbeit. In Freuds Zitat über die „splendid isolation" ist der Ärger über die Schwierigkeiten der Rezeption in einer halben Zeile zusammengefasst: was war es doch für eine herrli-

---

11 Tichy M., Zwettler-Otte S., 1999, S. 41
12 Freud S., 1904, GW 5, S. 18f

che, heroische Zeit, als es noch nicht notwendig war „schlecht unterrichtete Gegener anzuhören. (Freud S. 1914, GW X, 60.)"

Jedenfalls meldeten sich allmählich sehr wohl bereits 1902 Kollegen bei Freud, um ihn zu fragen, wie er es mache; auf Anregung von Dr. Wilhelm Stekel wurde die „Psychologische Mittwochabend – Gesellschaft" gegründet, die sich wöchentlich in Freuds Wartezimmer zu Diskussionen über Psychoanalyse traf; 1908 wurde die Gesellschaft zur Wiener Psychoanalytischen Vereinigung umbenannt und bereits 1910, 2 Jahre später, wurde aus dieser inoffiziellen Gruppierung ein offizieller Verein, der sich in seinen Statuten als ein „selbstständiger Verbandsverein des wissenschaftlichen Vereines Internationale Psychoanalytische Vereinigung" darstellte.[13]

3. Von Störungen zur Zerstörung

Dass Freud lieber seiner eigenen, neuen Wege ging als ausführlich auf psychiatrische Fachliteratur einzugehen und somit auch häufig auf die *captatio benevolentiae*, das Werben um die Gunst der Kollegen, verzichtete, und dass die Erprobung seiner Hypothesen nicht einfach war, erleichterte oft die Kritik an der Psychoanalyse. Der Hauptvorwurf war von Anfang an, dass Freud die Rolle der (infantilen) Sexualität überbewerte und generalisiere. Emil Raimann[14] z.B. konstatierte in einer Rezension, dass Peter Maag in seiner Publikation „Psychoanalyse und seelische Wirklichkeit" „die Erhebung der Sexualität zum Grundtrieb der Psyche (als) eine unverzeihliche Einseitigkeit" verurteile, und er schloss die Rezension mit Maags Prognose „dass die Hintansetzung des bewussten Ich durch die Freudsche Schule in kurzem überwunden sein werde."[15] Aber auch der Vorwurf der Einseitigkeit wurde meist mit Anerkennung verknüpft: so entschuldigte z.B. Otto Kauders, Prof. für Medizinische Psychologie, Freud mit den Worten **„dass diese Einseitigkeit zustande gekommen ist in einer Art Pionierarbeit menschlicher Geistesbemühung."**[16]

Die stärkste Kritik setzte also an einem Kernstück der Psychoanalyse an, führte aber bei den meisten nicht zu ihrer Verwerfung, sondern dazu, dass man Freud immer wieder einen **Handel** vorschlug: wäre er kompromissbereit und würde er die Bedeutung des Sexualtriebes relativieren, dann wäre man bereit,

---

13 Leupold-Löwenthal H. , 1986, p. 171
14 Von Emil Raimann, dem jahrzehntelangen ambivalenten Rezensenten, stammte das Zitat „Das Wörtchen ‚unbewusst' macht den Leser leider ein wenig unsicher...", das ich im Vorjahr meinem Vortrag in Helsinki vorangestellt habe.
15 Tichy M., Zwettler-Otte S., S. 50
16 Tichy M., Zwettler-Otte S., S. 87

seine Theorie anzuerkennen. Doch Freud konnte dieser Forderung nach einer **Kompromissbereitschaft**, die letztlich auf die Destruktion seiner Grundannahmen über die Rolle der Sexualität und des Unbewussten hinauslief, nur mit seiner **Kompromisslosigkeit** begegnen. Er musste also eine Verbrüderung mit dem Widerstand gegen seine Entdeckungen ablehnen und wiederum die Isolation vorziehen. In der „Geschichte der psychoanalytischen Bewegung" bezeichnet Freud das Ansinnen der Kollegen als „Flirt" mit einer verführerischen Idee, aus der er selbst ernst gemacht, sie wörtlich genommen und durch alle widerstrebenden Details hindurchgeführt hatte. Und er fügte hinzu: „Es ist der Unterschied zwischen einem leichten Flirt und einer rechtschaffenen Ehe mit all ihren Pflichten und Schwierigkeiten."[17]

Freuds Entscheidung war nicht mehr nur die Bevorzugung der Einsamkeit, um Störungen zu vermeiden; sie war zum notwendigen Schutz vor der Zerstörung seiner grundlegenden Entdeckungen geworden. An der Stelle über die „splendid isolation" preist Freud die heroische Anfangszeit, weil er keinerlei Einflüssen unterworfen war: „Ich war keinem Einfluss unterworfen,..."[18]

4. Bedrängt von außen und innen

Freuds Andeutung der verschiedenen Lager hat kämpferischen (militanten) Charakter und weist auf die **Emotionalität der Auseinandersetzungen mit der Psychoanalyse** hin. Wenn es sich um Kämpfe handelte, die in einiger Entfernung von Freud ausgetragen wurden, war es für Freud nicht so schwierig, sie zu ignorieren. Aber die Versuche seiner Schüler, auf seine Lehre Einfluss zu nehmen, unterschieden sich nicht allzu sehr von denen ferner stehender Fachkollegen. Alfred Adler, C.G. Jung oder W. Stekel, die ebenfalls die Triebtheorie und die Lehre vom Unbewussten nicht wirklich akzeptierten, schlugen „Modifikationen" vor, die allgemein leichter annehmbar waren – und die sie schließlich zu Dissidenten machten, da sie das Wesen der Psychoanalyse in Frage stellten. Gerade die 1914 verfasste propagandistische Schrift „Zur Geschichte der psychoanalytischen Bewegung", aus der das Zitat von der „splendid isolation" stammt, entstand unter Bedingungen, die etwas von der Belastung für Freud ahnen lassen: wochenlange Arbeitsunlust oder –unfähigkeit und schlechte körperliche Befindlichkeit (Karzinomverdacht) waren der Fertigstellung der Arbeit vorausgegangen, wie wir aus Freuds Brief an Karl Abraham vom 13. Mai 1914 wissen.[19] Einzig die Korrektur

---

17 Freud S., 1914, S. 14
18 GW 10, S. 60
19 Freud S. & Abraham K. (1980), S. 172 f.

der Propagandaschrift habe er nun erledigt. Und ein Motto, das sich auf die Irritationen durch den Abfall von Adler und Jung bezieht, habe er vorangestellt: FLUCTUAT NEC MERGITUR – Sie schwankt, aber sie geht nicht unter, natürlich auf die Wiener Psychoanalytische bzw. Internationale Vereinigung, auf die Psychoanalyse selbst bezogen. Damit spielt Freud wiederum auf Paris an, denn FLUCTUAT NEC MERGITUR war seit 1268 die Devise der französischen Flusshändlervereinigungen und wurde mit der Zeit zum Wappenspruch von Paris; er proklamierte die Unbesiegbarkeit der Seine-Insel, die nicht nur durch feindliche Attacken, sondern auch durch Überschwemmungen immer wieder bedroht war, solange die Seine noch nicht reguliert war.[20]

Naturgewalten, Feinde von außen, aber schlimmer noch: Freunde, die sich in Gegner verwandeln, wirken äußerst bedrohlich und machen auch manchmal spürbar, dass Bedrohungen von innen, vom inneren Kreis, am schlimmsten erlebt werden, weil man sich davor nicht so leicht in eine Isolation retten kann.

Nicht nur das Bedrängen durch störende Versuche der Beeinflussung, auch ein Drängen im zeitlichen Sinn ließ Freud wehmütig an die heroische Frühzeit der Psychoanalyse zurückdenken, in der ihn nichts und niemand drängte: „durch nichts gedrängt".[21] Denn obwohl die Dauer von Analysen im Vergleich zu heute kurz war und nur Monate oder wenige Jahre umfasste, suchte man von Anfang an nach Abkürzungsmöglichkeiten. Schließlich war der Zeitaufwand der Psychoanalyse ein Hauptargument ihrer Gegner: so z.B. wiederum Emil Raimann 1915[22]: Da der Psychoanalytiker ebenso kostspielig wie der Chirurg sein wolle, „dabei aber Jahre zu seiner Kur benötige, so hat der Patient meines Erachtens nur die Wahl zwischen seiner Neurose oder dem finanziellen Zusammenbruch". Deshalb sei die Psychoanalyse aus dem therapeutischen Lexikon zu streichen. Manche von Freuds Mitarbeitern bemühten sich also um die Frage, ob man zu rascheren therapeutischen Erfolgen kommen könnte, so z.B. Otto Rank, Sándor Ferenczi und Rudolf von Urbantschitsch, der sich 1909 der Mittwochabend-Gesellschaft angeschlossen hatte. Die Methoden von letzterem machen uns Freuds Sehnsucht nach Isolation wiederum recht nachvollziehbar, blieb doch bei Urbantschitsch's Versuchen von der Psychoanalyse nur mehr ein wildes Agieren übrig: er setzte „Reizquellen" ein, um die Erinnerungen von Patienten zu beschleunigen und sperrte z.B. eine Patientin zwischen seiner Doppeltür ein, um der Ursache ihrer Klaustrophobie rasch auf den Grund zu kommen. Aber auch fern stehende Autodidakten beschleunigten ihre Therapien, die sie hemmungslos als Analysen bezeichneten. So z.B. der Direktor des Wiener Psychotherapeutischen Ambula-

---

20 Auskunft des Französischen Kulturinstitutes in Wien, Palais Clam-Gallas,1090, Währingerstr. 30–32.
21 Freud S., 1914, GW 10, S. 60
22 Tichy M., Zwettler-Otte S. (1999), S. 88

toriums Heinrich Kogerer, der sich als **großer Pragmatiker** erwies: Er meinte, er komme rascher ans Ziel, wenn er Patienten „analytisch befrage", ein gründlicheres Studium der Analyse lehnte er mit dem Hinweis ab: „Der Psychiater darf keiner bestimmten Richtung angehören, es müssen vielmehr alle Richtungen ihm angehören." Der Machtanspruch, der hier anklingt, wird noch deutlicher in seiner Beschwerde über die „Überheblichkeit der Psychoanalytiker, gepaart mit souveräner Geringschätzung aller (anderen) psychotherapeutischen Bestrebungen".[23]

Freud antwortete auf alle solche Beschleunigungsversuche 1926 in seiner Arbeit über die Laienanalyse: „Ich muss leider konstatieren, alle Bemühungen, die analytische Kur ausgiebig zu beschleunigen, sind bisher gescheitert. Der beste Weg ihrer Abkürzung scheint ihre korrekte Durchführung zu sein."[24]

Der Rückblick auf die frühen Jahre der Psychoanalyse lässt erkennen, dass dem Wunsch, für die Verbreitung der jungen Wissenschaft zu sorgen, das Bedürfnis entgegenwirkte, sie vor störenden und zerstörenden Einflüssen zu schützen. In einem Brief an seinen Freund Oskar Pfister erwähnte Freud, dass er mit seiner Schrift über die Laienanalyse die Psychoanalyse vor den Ärzten schützen wollte und mit seiner Arbeit über „Die Zukunft einer Illusion" vor den Priestern.

Die Erinnerung an die Einsamkeit der Anfangszeit, wo solche Schutzmaßnahmen noch nicht notwendig waren, erschien immer mehr als „splendid isolation". Das Abschirmen störender und zerstörender Einwirkungen war offensichtlich eine Notwendigkeit. Doch dass diese isolierende Abgrenzung „herrlich" war, hat viel mehr emotionale Ursachen als rationale. Es ist wahrscheinlich berechtigt, sie als Ideal eines Helden zusammenzufassen. Solche Vorstellungen haben Wurzeln, die tief unter der Oberfläche liegen und sich früh gebildet haben. Manches mag uns dazu aus Freuds Biographie einfallen: z.B. seine gelegentlich geäußerte Überzeugung, der Lieblingssohn seiner Mutter gewesen zu sein, die Erzählung seiner Mutter, eine Wahrsagerin habe schon in seiner Kindheit prophezeit, dass er ein bedeutender Mann werde; Freuds Briefe an seine Braut Martha, der er 1885 voller Vertrauen seine ehrgeizigen Ideen ausmalt und seine Frage an seinen Freund Wilhelm Fließ[25], ob am Schloss Bellevue, Freuds Sommerdomizil am Rand von Wien, einmal eine Tafel angebracht werden würde mit der Inschrift: „Hier enthüllte sich am 24. Juli 1895 dem Dr. Sigmund Freud das Geheimnis des Traumes."[26]

---

23 Tichy M., Zwettler-Otte S. (1999), S. 68, S. 78 f.
24 Freud S., (1926), S. 255
25 Kohon G. (1999), S. 163:" this very tense, mad scientist, who played the grand seer, in reality, he did not have any status in the scientific community of the time."
26 Tatsächlich ließ der Präsident der Wiener Sigmund Freud-Gesellschaft Harald Leupold-Löwenthal am Bellevue eine Stele mit einer Gedenktafel errichten, auf der diese Briefstelle zitiert wird; bei der Denkmalenthüllung zu Freuds Geburtstag, am 6.5.1977, war Anna Freud anwesend.

Diese und andere biographische Episoden enthalten alle Elemente, die zu einem Heldenmythos passen, und wenn auch solche Tagträume kaum bei jemandem fehlen, so ist doch ihr durchgängiges Vorhandensein bei Freud (vermutlich wie bei anderen genialen Persönlichkeiten) auffallend. Zweifellos liegen in diesem emotionalen Bereich die Gründe dafür, dass Freud das Heldenhafte, Überragende seiner Entdeckungen hervorhob und die realen Fakten etwas entstellte. Ein Held sein und die anderen überragen inkludiert immer die Degradierung und Herabsetzung anderer. Darauf reagierten Freuds Zeitgenossen heftig, und es kam auf **beiden Seiten zum Vorwurf zu geringer gegenseitiger Beachtung**, auf beiden Seiten mehr emotional als objektiv begründet. Freuds Heldenmythos mag in glücklichen Kindheitserinnerungen wurzeln, an die er selbst glaubte, oder aber auch in kompensatorischen Wunschphantasien (auch darauf gibt es einige Hinweise), – Überlegungen dazu sind spekulativ. Auf jeden Fall scheinen sich seine emotionalen Bedürfnisse mit seinem Wissen vermischt zu haben, wie schwer die Erkenntnisse, die dem Unbewussten abgerungen wurden, zu erhalten sind.

Auf das gleichzeitige Vorhandensein und Schwinden dieses Wissens und die Spiegelung dieser inneren Kämpfe in Freuds Theorien ist Gregorio Kohon in seiner Arbeit „Knowledge and its vicissitudes" ausführlich eingegangen. Immerhin war sich Freud ausreichend bewusst, dass hinter all den Modifikationswünschen, die an die Psychoanalyse von den verschiedensten Seiten herangetragen wurden, Widerstände gegen ihren Inhalt steckten: „Freud was well aware of the attacks implicitly contained in these attempts, considering them to be specific forms of – resistance."[27] Die verborgenen inneren Konflikte sind nicht nur wesentlicher Gegenstand der Psychoanalyse, sondern auch eine weitere Konsequenz der Beschäftigung mit ihrem Inhalt. Deshalb ist das Bild der Analyse-Rezeption geprägt von Widersprüchen und Ambivalenz, und Freud selbst war davon auch nicht frei in seinen unvereinbaren Bestrebungen, die Psychoanalyse zu verbreiten und sie zu isolieren. Die letzten Jahrzehnte haben das Bild von der „splendid isolation", das Freud hervorhob, etwas korrigiert und ergänzt. Roger Kennedy hat zurecht betont: „…to recognize the present as historical, is to perceive it as something the full meaning of which will only be given in the future and in the historical retrospection, a complex process of future and past interacting in a complicated patchwork of descriptions."[28]

Wenden wir uns jetzt unserer Gegenwart zu, in der sich ebenfalls unter dem Schlagwort „Krise" ein Gefühl breit gemacht hat, die Psychoanalyse sei bedroht. Ich haben in Helsinki ausgeführt, warum ich es ablehne, von einer „Krise der

---

[27] Kohon G. (1999), S. 164 ff; p.155
[28] Kennedy R. (2002), S.57

Psychoanalyse" zu sprechen: „Krise" bezeichnet – wie etwa bei einer lebensbedrohlichen Krankheit – eine kurze Zeitspanne, in der sich entscheidet, ob der Verlauf fatal endet oder sich der Wiederherstellung zuwendet. Die Kämpfe, welche die Psychoanalyse heraufbeschwört, zeigen keinen Krankheitsverlauf, der sich an einem bestimmten Punkt für Tod oder Leben entscheidet, sondern sie dauern an. Es sind Kämpfe zwischen Wissenwollen und Verdrängung, zwischen dem Auftauchen von Triebwünschen und Phantasien und der Abwehr solcher Strebungen; sie sind der Kern der psychoanalytischen Konflikttheorie. Auf ein Ende dieser Kämpfe zu warten scheint so sinnlos wie das Warten auf das Ende innerer Konflikte, die unser Seelenleben beherrschen. Außerdem sind es Kämpfe, die sich in Personen abspielen und nicht in der Wissenschaft, sodass man noch eher von einer Krise der Psychoanalytiker als der Psychoanalyse sprechen könnte.

Ich übersehe aber nicht, dass die äußeren Umstände für die Durchführung von Psychoanalysen häufig und an vielen Orten schwierig sind und bin überzeugt, dass wir dazu maßgeblich beigetragen haben. Zumindest dadurch, dass wir die Auswirkungen der durch die Psychoanalyse hervorgerufenen Revolution wahrscheinlich zu wenig ernst genommen und uns vielleicht damit begnügt haben, unsere wirkliche und oft auch nur vermeintliche Überlegenheit als Analytiker zu genießen. Das heimliche, unbewusste Genießen von Überlegenheit könnte damit zu tun haben, dass wir vielleicht selber gerne Helden sein möchten. Wie leicht man – ohne es zu merken – geneigt sein kann, sich mit einem Helden zu identifizieren, hat sich bei den frühen Biographen Freuds gezeigt, allen voran Ernest Jones: sie alle haben Freuds Sichtweise von seiner völligen Isolation unreflektiert übernommen.

Wenn wir also selber vielleicht oft in einem Heldenmythos verstrickt sind und unsere Überlegenheit unbewusst erhalten wollen, wird dies unseren bewussten Anstrengungen, die Psychoanalyse zu verbreiten, entgegenwirken. Es wären ebenso widersprüchliche Tendenzen wie Freuds Wunsch, einerseits die Analyse zu propagieren und sie andererseits zu isolieren, teils um sie notwendigerweise zu schützen, teils um diese geniale Errungenschaft doch nicht zu teilen. Freuds ambivalente Haltung ist schon früher öfters registriert worden.[29] Der Vorwurf der Arroganz und Exklusivität wurde schon den ersten Analytikern immer wieder gemacht und ist heute noch immer zu hören, und soweit er berechtigt und nicht Projektion eigener Widerstände ist, steht er sicher mit einem Wunsch nach Überlegenheit in Zusammenhang. Wenn meine Hypothese stimmt, dann würde Freuds „Heldenmythos" in unserer Identifizierung mit ihm eine Entsprechung finden und zweifellos die Verbreitung der Analyse erschweren, was natürlich wiederum ein Gefühl von Bedrohung und Krise hervorrufen kann.

---

29 Vgl. z.B. Kutter P. (1926); siehe auch Sulloway.

Ich habe erwähnt, dass es nach meinem Eindruck starke Ähnlichkeiten zwischen der Rezeption der Psychoanalyse am Beginn und heutzutage gibt. Ich wiederhole die vier Faktoren, welche im wesentlichen die frühe Rezeption charakterisieren: 1. eine Mischung von Neugier und Neid, 2. Aneignungsversuche, 3. Modifikationsversuche, die bis zur Zerstörung wesentlicher Grundannahmen der psychoanalytischen Theorie reichen und 4. drängende Forderungen, vor allem nach rascherer Effizienz und nach größerer wissenschaftlicher Objektivierbarkeit.

Es ist nicht schwierig, Belege für alle diese vier Faktoren auch in der heutigen Rezeption der Psychoanalyse zu finden, und sie kulminieren auf dem großen Gebiet der Psychotherapien. Diese wiederum sind für viele der Hauptgrund der sogenannten Krise der Psychoanalyse, und ich komme gleich darauf zurück.

In den Schlussbemerkungen seines Buches „The British School of Psychoanalysis – The Independent Traditions" schrieb G. Kohon:

„The revolution provoked by psychoanalysis has to do with the way in which it turned our own relationship to knowledge upside down, by revealing our own libidinal involvement with knowledge. Given the proliferation of other psychotherpies, the variety of trainings now offered in the market and the watering-down of psychoanalytic findings...we are ironically back to the early days of the psychoanalytic pioneers...we are again in a position of having to show real courage to believe in psychoanalysis."[30]

In unserem Zusammenhang scheinen mir davon zwei Aspekte besonders wichtig:

1. unsere libidinöse Beteiligung in all unserem Wissen. Dies gilt auch für die Art, ob und wie wir Wissen vermitteln und damit die Weichen für die Rezeption dieses Wissens stellen. Dieser Frage konnte sich Freud im Zuge seiner genialen Entdeckungen nicht auch noch voll widmen. Aber es wäre die Aufgabe seiner Nachfolger gewesen und ist jetzt unsere Aufgabe.

Der 2. Aspekt hängt mit dem 1. zusammen: die Verwässerung psychoanalytischer Entdeckungen. Vielleicht waren wir Analytiker oft allzu zurückhaltend bei der Etablierung all der Psychotherapieformen, die sich auf die Psychoanalyse beriefen oder Teile von ihr entnommen und daraus etwas Eigenes gebaut haben. Das wäre Abstinenz außerhalb des analytischen Settings, also am falschen Platz. Wir haben nicht genug auf die Verwässerung hingewiesen. Die Tatsache, dass wir nicht die Macht haben, manche Entwicklungen zu verhindern, enthebt uns nicht der Aufgabe, entsprechend unserem Urteils-

---

30 Kohon G. (1986), S. 78

vermögen[31] Stellung zu nehmen zu dem, was mit oder aus der Psychoanalyse gemacht wird.

Der Verdacht liegt nahe, dass wir heute wie zur Zeit von Freuds „splendid isolation" zu wenig die emotionale Ebene beobachten, die sowohl bei uns als auch bei denen wesentlich ist, die mit der Psychoanalyse in Kontakt kommen wollen oder sollen und die ich hier nun einmal zusammenfassend als mögliche Rezipienten bezeichne, ob es sich nun um Psychotherapeuten, potentielle Patienten und Ausbildungskandidaten oder Interessenten verschiedenster Herkunft handelt. Es ist uns kein Anliegen, die Verunsicherung der Rezipienten wahrzunehmen, ihrem Neid einen Weg zu tieferem Interesse zu öffnen, ihnen die Entkräftung der Psychoanalyse durch Verwässerung und durch zu viele Kompromisse aufzuzeigen und dem Drängen und dem Pragmatismus entgegenzuhalten, was dadurch verloren gehen muss.

Könnte es sein, dass wir unter anderem auch deshalb zurück zu den frühen Tagen der psychoanalytischen Pioniere gekommen sind, weil wir uns vielleicht heimlich wünschen, selber wieder die Rolle eines Helden zu übernehmen? Die unbewusste Identifizierung mit Freud ist sicherlich häufig an die Stelle einer intensiven und ernsthaften Auseinandersetzung mit seinen Werken getreten. Das muss zu unserer Unsicherheit beigetragen haben, denn es hat uns vielleicht übersehen lassen, **was sich unter der Oberfläche der Identifizierung abspielt**: da können unsere eigenen zersetzenden und zerstörenden Kräfte am Werk sein, welche durch das , was oberflächlich zu sehen ist, nur mehr mühselig getarnt werden.

Psychoanalyse, Psychotherapie und Forschung

Doch zurück zu dem großen Gebiet der Psychotherapien, auf dem sich offene und verdeckte Rivalitätskämpfe mit der Psychoanalyse abspielen. Seit Jahrzehnten gibt es ernsthafte und umfangreiche Studien von Psychoanalytikern über die Anwendung der Psychoanalyse auf Psychotherapien, die vom psychoanalytischen Setting und der psychoanalytischen Technik abweichen. Es geht bei solchen

---

31 Mit Absicht verwende ich hier den Ausdruck Urteilsvermögen in Anlehnung an den Eid des Hippokrates, der den Arzt zu einem Handeln „ kata dynamin kai krisin emen" verpflichtet, also „gemäß seiner Kraft (Vermögen) und seiner Entscheidungsfähigkeit". Es scheint mir hier übrigens die aktive Bedeutung von „krisis" interessant, die in unserem Sprachgebrauch eher einem passiven, fatalistischen Sinn unserer „Krise" gewichen ist; ähnlich drücken unsere heutigen „Panikattacken" ein hilfloses Überwältigtsein aus, fern von eigener Mitwirkung, weshalb sie auch gern als „salonfähige" Diagnose akzeptiert werden.

Untersuchungen immer wieder um die Frage, wodurch seelische Veränderung bewirkt wird – also um ein Thema wissenschaftlicher Forschung. Ich möchte hier auf die umfangreichen Arbeiten von Robert Wallerstein, auf die Kontroverse André Green und Daniel Stern, auf eine Monographie über Psychoanalyse und Psychotherapie und den im Vorjahr erschienen Sammelband „Who owns Psychoanalysis" verweisen.[32] Ein gründliches Studium all dieser Arbeiten könnte es uns ersparen, dass wir uns immer wiederholen und sozusagen das Rad immer wieder neu erfinden. Nicht erspart aber bliebe uns der Fortbestand der Kontroverse, die uns zu den altbekannten Widersprüchen und der Ambivalenz zurückführt, wie sie uns schon in der Anfangszeit der Psychoanalyse aufgefallen ist. Und zwar sowohl auf der Seite Freuds als auch auf der Seite derer, die die Psychoanalyse rezipierten. Auch der Machtkampf um die Psychoanalyse hat sich wenig geändert, in der provokanten Frage „Wem gehört die Psychoanalyse?" steckt noch immer der Vorwurf, die Psychoanalytiker würden den anderen exklusiv etwas vorenthalten, und die Wertung, die – mit Freuds Worten – das Gold der Psychoanalyse von den Legierungen der Psychotherapie unterscheidet. Und so wie sich bereits zur Zeit Freuds immer wieder manche als Psychoanalytiker bezeichnet haben, ohne die Grundannahmen der Psychoanalyse ernst zu nehmen, liegt auch heute in der Verwendung des Begriffs „Psychoanalyse" keinerlei Garantie für ein Verständnis des Unbewussten, der Übertragung, des Widerstands usw.

Wenn Wallerstein[33] bereits vor 15 Jahren darauf hingewiesen hat, dass die Debatte über Psychoanalyse und Psychotherapie von Vorlieben und Vorurteilen dominiert wird, verweist er damit gerade auf die **emotionale** Ebene. Die Forderung nach Evaluierung und Objektivierung, wie sie z.B. Karin Bell[34] detailliert darstellt, ist m. E. nicht aussichtsreich, solange die emotionalen Hintergründe nicht besser verstanden werden: Die Crux aber ist, dass der Motor psychoanalytischer Theorie die unanalysierten Reste[35] in uns sind. Diese Reste sind mit Wünschen verbunden, die uns motivieren. **Ohne** solche Motivation findet auch keine wissenschaftliche Untersuchung statt, und **mit** solcher Motivation haftet all unseren Forschungen Ungewissheit an, wie stark unsichere Sicht tatsächlich einen hohen Grad von Objektivität erreicht. Eine Unsicherheit, die immer wieder die Vision einer Krise heraufbeschwören kann. Von den Vorwürfen, die von Anfang an der Psychoanalyse vorgehalten wurden, steht wohl heute nicht mehr jener der Überbewertung der Sexualität an erster Stelle, sondern jener mangelhafter

---

32 a) Sandler J., Sandler A-M e.a. (2000)
    b) Frisch S. Hinshelwood R. e.a. (2002)
    c) Casement A. (2004)
33 Wallerstein R. (1995)
34 Bell K. in., Frisch S. (2003)
35 Forrester J. (1990)

Wissenschaftlichkeit. Das ist paradox, denn es hat sich ja – wie Roger Kennedy[36] aufgezeigt hat – das positivistische Modell der Wissenschaft als sehr beschränkt nützlich erwiesen; trotzdem: „at the same time positivist standards of evidence are put forward as the ideal to which we must aspire." Meiner Meinung nach bestünde **der erste Schritt in Richtung einer etwas größeren Objektivität in der Anerkennung der Priorität subjektiver Momente**. Karin Bells Aussage, dass verschiedene Therapieformen ihre spezifische Indikation haben[37], ist sachlich sicherlich in vielen Fällen richtig, aber ich glaube, dass für viele der abwertende Beigeschmack nicht geschwunden ist, bloß eine zweitbeste Lösung zu sein und nicht die Tiefe, die Gründlichkeit und den Goldeswert der Psychoanalyse zu erreichen, weshalb sie auch möglichst oft entwertet werden muss.

Birgt schon die Frage der therapeutischen Methode und ihrer Nähe oder Distanz zur Psychoanalyse eine Fülle von Fragwürdigkeiten in sich, so steigert sich die Uneinigkeit noch bei der Frage, wer in der Lage ist, Psychotherapie zu betreiben, die das Attribut „psychoanalytisch" verdient. Eine Arbeit von Marilia Aisenstein mit dem Titel, der bereits jede Illusion im Keim erstickt, ist von faszinierender Klarheit: „Psychoanalytic Psychotherapy does not exist." Sie plädiert dafür, jede Form der analytischen Arbeit „Psychoanalyse" zu nennen, unabhängig davon, ob der Patient liegt oder sitzt und wie oft er wöchentlich kommt. Psychoanalyse und psychoanalytische Psychotherapien nennt sie Variationen eines einzigen Themas. Es ist daher klar, dass nur jemand, der das psychoanalytische Modell sowohl durch seine eigene Analyse als auch durch seine theoretische Ausbildung und seine Erfahrung mit der Durchführung normaler Analysen voll integrieren konnte, also Psychoanalytiker ist, auch zu Modifikationen imstande ist in Anpassung an schwierige Situationen. Mich hat die Arbeit stark an Freuds eigene Kompromisslosigkeit erinnert.

Stefans Bolognini hat in seinem Bericht der „Credentials Working Group" auf „the „large, undifferentiated galaxy of psychoanalytic psychotherapists" hingewiesen, „in which we find truly uncompetent, unqualifyed and unanalysed therapists, but also ‚almost colleagues' who really had a good analysis with some of us". Bolognini hat auch vor drei Jahren in Prag über die theoretischen Modelle des Analytikers gesprochen und darauf hingewiesen, dass Psychotherapeuten, selbst wenn sie theoretisch gut informiert sind, ohne eigene Analyse ihr kognitives Wissen nicht durch Erfahrung integrieren können. Sie neigen dann zu Eklektizismus und nehmen heterogene Element rasch, heimlich und oberflächlich in Besitz. (Erinnert uns das nicht sehr an die Anfänge der Psychoanalyserezeption?) Ich glaube, Bologninis irrtümliche Ableitung des Wortes Eklektizismus

---

36 Kennedy R. (2002), S. 87
37 Bell K. (2003), S. 10

vom griechischen kleptein = stehlen (anstatt richtig von eklegein = auswählen) gibt uns einen ganz wichtigen Wink, was wir gefühlsmäßig eigentlich von solch bruchstückhaftem Wissen halten: es ist Diebstahl, und das beschädigt unser komplexes Theoriegebäude. Wir sind wieder an die frühen Aneignungsversuche erinnert: auch zur Zeit Freuds gab es selbsternannte „Analytiker", manche davon sehr schlecht informiert. Zu einer gründlichen Auseinandersetzung waren nur wenige bereit. Während manche von uns Psychotherapeuten mit eigener Analyse noch eine gewisse Fähigkeit zu analytischer Psychotherapie zubilligen möchten, bestehen andere zusätzlich auf einer vollständigen theoretischen Ausbildung.

Unabhängig davon bezeichnen Psychotherapeuten ihre Methode oft selber als analytisch, selbst dann, wenn sie nur über angelesenes Wissen verfügen.

Die Rechtfertigungen dafür werden gewöhnlich in der äußeren Realität gesucht und gefunden: die Anpassung an den heutigen Zeitdruck, an die finanzielle Situation vieler Patienten oder die Kriterien der Wissenschaft mache Modifikationen der Psychoanalyse notwendig. Wir erinnern uns an die ersten statistischen Versuche, die Psychoanalyse wissenschaftlich zu erproben.

Der Pragmatismus, der zur Zeit Freuds am Leiter des Wiener psychotherapeutischen Ambulatoriums H. Kogerer besonders auffiel, findet sich heute weit verbreitet in vielen Simplifizierungen wieder, häufig mit dem Versuch verbunden, die Wissenschaftlichkeit der Analyse nachzuweisen. Ein Zitat von Kogerer über die Effizienz der Psychoanalyse: „Gut ist, was nützt. Warum es nützt, ist erst die zweite Frage."[38] hat größte Ähnlichkeit mit einem Satz von Owen Renik: „..., in clinical psychoanalysis as in the rest of science, what is true is what works."[39]

Andere Psychoanalytiker bringen dieser Einstellung äußerste Skepsis entgegen: „Pragmatism might be ‚good' for American business and politics, but psychoanalysis cannot survive it in any form."[40] Was bei Freud im Junktim von Forschen und Heilen eine beide Seiten bereichernde Wechselwirkung war, wurde, und wird von Pragmatikern rasch erreichbaren Zielen untergeordnet, ohne Zurückhaltung und Überprüfung spekulativer Tendenzen, wie es Freud von sich verlangte.

Ich möchte die Überlegung über die Psychotherapieformen, welche viele Patienten von den Praxen der Analytiker abziehen und von diesen dadurch auch zurecht als essentielle Bedrohung erlebt werden, mit einer persönlichen Erfahrung abschließen. Sie hat mich gelehrt, wie hoch emotional und schwierig die Beziehung zwischen Psychotherapeuten und Analytikern ist. Ich war während meines Studiums auf die Ankündigung eines Traum-Seminars am damaligen Institut

---

38 WKW (1927) Nr. 36, S. 1138
39 Renik O. (1998), S. 142
40 Kohon G. (1999), S. 151

für Tiefenpsychologie der Wiener Universitätsklinik, geleitet von Prof. Strotzka, aufmerksam geworden. Strotzka war einer der bekanntesten Psychoanalytiker Wiens. Der Ort der Ankündigung hatte mich irrigerweise annehmen lassen, dass es sich bei dem Traumseminar um eine Veranstaltung von Psychoanalytikern handelte. Bald stellte sich heraus, dass dies nicht der Fall war. Ich blieb aber mit dieser Psychotherapiegruppe, die sich als „tiefenpsychologisch" deklarierte, in Kontakt, auch als ich schon Psychoanalytikerin geworden war, und sah mit wachsenden Entsetzen eine Menge Probleme:

- Die Tatsache, dass sich unbewusste psychische Vorgänge immer und überall abspielen, reichte vielen als Berechtigung, ihre Therapiemethode als tiefenpsychologisch anzusehen. Der Ausdruck „Tiefenpsychologie" war eher ein Alibi, um nicht mit der Psychoanalyse in Konflikt zu kommen.
- Das Beharren auf einer „tiefenpsychologischen" Identität hatte emotionalen und elitären Charakter und war mit der Vorstellung von größerer Tiefe und Gründlichkeit – im Vergleich bzw. Wettbewerb mit anderen – verbunden.
- Das Wissen um psychoanalytische Technik war bei den meisten äußerst gering.
- Die Selbsterfahrung war bei den meisten wenig tief gegangen.
- Es wurde völlig ignoriert, dass sich eine psychoanalytische Haltung nicht mit allen Techniken anderer Therapieverfahren in Einklang bringen lässt.

Meine wohlmeinenden Versuche, diese Probleme zu thematisieren, lösten größte Aufregung aus, vor allem unter den Dozenten. Eine Gruppe von Ausbildungskandidaten kam in einer Diskussion zu dem Resultat, dass sie insgeheim eigentlich nur diejenigen für kompetente Psychotherapeuten hielten, von denen bekannt war, dass sie eine Analyse gemacht hatten. Einige Kandidaten wandten sich daraufhin an Analytiker, um eine Analyse zu machen, ein paar wurden analytische Ausbildungskandidaten. Eine Mehrheit aber reagierte absolut paranoid und feindselig, so als wäre ihnen zu Unrecht etwas abgesprochen oder weggenommen worden.

Wir müssen also feststellen, dass wir unser psychoanalytisches Wissen nicht sehr gut verwaltet haben. Das mag z. T. daran liegen, dass wir – ebenso wie Freud selbst – der Verbreitung der Psychoanalyse ambivalent gegenüber stehen. Bei den Rezipienten finden wir – wie in den Anfangszeiten – nicht nur Desinteresse, sondern auch Neugier und Neid. Beides führt aber selten zu dem Entschluss, sich ernsthaft der Psychoanalyse zu widmen, sondern eher zu Versuchen, sich leichter erreichbare Teile von ihr rasch, heimlich und oberflächlich anzueignen. Auch wenn manche solcher Anwendungsversuche durchaus kreativ und überlegenswert sind, wäre es doch wichtig gewesen, dass seitens der Analytiker klargestellt worden wäre, wo sie den Boden der Psychoanalyse verlassen. Die Modifikationsversuche, die es ansatzweise schon vor 100 Jahren gab, haben sich vervielfacht und legalisiert. Warum sich bei den altbekannten Vorwürfen gegen die Psychoanalyse die Akzente verschoben haben, wäre einer eigenen Untersuchung wert; statt des Vorwurfs einer Generalisierung der Rolle der Sexualität steht nun die Forderung nach größerer Wissenschaftlichkeit und Objektivierbarkeit an erster Stelle. Der Ruf nach „Wissenschaftlichkeit" ist gleichsam das **intellektuelle Schlachtfeld**, auf dem die Psychoanalyse attackiert wird, das **wirtschaftliche Schlachtfeld** ist der Ansturm der Psychotherapieformen, die versprechen, dasselbe zu können wie Psychoanalysen, nur natürlich rascher, billiger, effizienter und besser überprüfbar. Der emotionale Grund all dieser Machtkämpfe ist noch weitgehend unreflektiert.

Das Gefühl der Bedrohung hat bei Freud zu einer Konzentration auf die Arbeit geführt. Wenn wir unser Gefühl der Bedrohung als Krise bezeichnen, klingt das nach einem Schicksal, dem wir uns ausgeliefert fühlen. An die Stelle der Heldenhaftigkeit tritt dann die Opferrolle, an die Stelle der Aktivität Passivität. Aus dem Pariser Wappenspruch
 FLUCTUAT **NEC** MERGITUR,
einer siegreichen Parole für die Psychoanalyse, wird eine apokalyptische Vision, die Analyse schwanke und werde untergehen:
 FLUCTUAT **ET** MERGITUR.

Vielleicht gelingt es uns zu sehen, dass das Schwanken und die Furcht unterzugehen Projektionen unserer eigenen unbewussten Ängste und Unsicherheiten sein können. Möglicherweise liegt manchmal die eigene Analyse zu lange zurück und hat sich nicht in eine unendliche Analyse fortgesetzt, oder sie ist untergegangen. Dann hilft das Abwehren äußerer Bedrohungen nicht, sondern nur die Wiederbelebung der selbst-analytischen Fähigkeiten. Freud hat 1939[41] auf die Möglichkeit hingewiesen, dass Analytiker „durch die unausgesetzte Beschäftigung mit all dem Verdrängten, was in der menschlichen Seele nach Befreiung ringt" besonders belastet sind und deshalb geraten: „Jeder Analytiker sollte periodisch, etwa nach Verlauf von 5 Jahren, sich wieder zum Objekt der Analyse machen, ohne sich dieses Schrittes zu schämen." Viele Hindernisse mögen uns dazu einfallen. Es gibt aber auch viele Möglichkeiten, einen solchen Rat doch zu befolgen, wenn es die persönliche seelische Befindlichkeit nahe legt oder eine Auffrischung und Erweiterung der persönlichen analytischen Verständnismöglichkeiten gesucht wird.

Ohne lebendige Überzeugung von der Kapazität der Psychoanalyse können wir uns nicht für sie einsetzen. Zur Lebendigkeit gehört aber offensichtlich, dass sie nicht gleichbleibend und starr ist, sondern in Bewegung und daher unsicher.

---

[41] Freud S. (1937) GW 16, S. 95 f.

Wenn wir diese Unsicherheit als Reflexion unserer inneren Kämpfe zwischen dem Auftauchen und dem Verdrängen unbewussten Materials aushalten können, müssen wir die Bedrohung nicht in so überwältigendem Ausmaß als „KRISE" nach außen projizieren. Dann wird es vielleicht möglich, auch bei der Vermittlung der Psychoanalyse Emotionen auf beiden Seiten wahrzunehmen und anzusprechen, mit emotionalen Gefühlen umzugehen, aber auch kompromisslos die Erkenntnisse der Analyse zu schützen, wo sie durch Verwässerung gefährdet sind. Zumindest wird es uns dann nicht passieren, dass wir sie selber verwässern in der bewussten Absicht, die Psychoanalyse leichter zugänglich zu machen, aber mit der unbewussten Intention, irgendwelche schmerzlichen Einsichten und Konflikte zu vermeiden,

Die Lösung des Problems der Bedrohung – ob wir sie nun heldenhaft ertragen oder ängstlich als Krise wahrnehmen – scheint im Aushalten des Fehlens großer Sicherheit zu liegen. Diesbezüglich soll – nach Jones[42] – Freud zu Marie Bonaparte gemeint haben:

„Nur die echten, seltenen, wirklich wissenschaftlichen Geister können den Zweifel ertragen, der allem unserem Wissen anhängt."

Literatur

Aisenstein M. (2003): Psychoanalytic psychotherapy does not exist. In: Frisch S. e.a. Bell K. & Bry J. (2003): Psychoanalytic psychotherapy – legitimate or illegitimate offfspring of psychoanalysis? In: Frisch S. u.a.
Bolognini S. (2004): Report on the „Credentials Working Group"
Casement A. (2004): Who owns Psychoanalysis? London, Karnac
Elliger T. (1990): Sigmund Freuds „splendid isolation". Materialien zur Kritik der psychoanalytischen Geschichtsschreibung. In: Psyche 7, 612 ff
Forrester J. (1990): The Seductions of Psychoanalysis: On Freud, Lacan and Derrida. Cambridge: Cambridge University Press
Freud.S. (1904): Über Psychotherapie, GW 5
Freud.S. (1914): Zur Geschichte der psychoanalytischen Bewegung, GW 10
Freud.S. (1926): Die Frage der Laienanalyse, GW 14
Freud.S. (1927): Nachwort zu Frage der Laienanalyse, GW 14
Freud S. (1937): Die endliche und die unendliche Analyse, GW 16
Freud.S. (1939): Der Mann Moses und die monotheistische Religion, GW 16
Freud.S. & Abraham K. (1980) Briefe 1907–1921, ed. Hilde C. Abraham und Ernst L. Freud, Frankfurt/M., Fischer

---

42 Jones E. (1957) II p 418 (Deutsche Ausgabe: II S. 490)

Frisch S., Hinschelwood R. e.a. (2003): Psychoanalysis and Psychotherapie, London, Karnac

Green A. (2003): Die geheime Verrücktheit, Gießen, Psychosozial

Jones E. (1962) Das Leben und Werk von Sigmund Freud, II., Bern, Hans Huber

Kennedy R. (2002): Psychoanalysis, History and Subjectivity, Hove, Brunner-Routledge

Kiell N. (1988): Freud without Hindsight. Reviews of his work 1893–1938, Madison,CT; International Universities Press

Kohon G. (1986): The British school of psychoanalysis. The Independent tradition, London, Free Association

Kohon G. (1999): No lost certainties to be recovered, London, Karnac

Kutter P. (1996): Der Stachel im Fleisch. In: Psychoanalyse in Frankfurt am Main, Hg. Plankers u.a., Tübingen; edition discord

Renik O. (1998): The analyst's subjectivity and the analyst's objectivity. Int. Journal of Psycho-Analysis, 79: 487–497

Sandler J., Sandler A.-M., Davies R. (2000): Clinical and Observational Psychoanalytic Research: Roots of a Controversy. André Green & Daniel Stern, London, Karnac

Sulloway F.J. (1982): Freud. Biologe der Seele. Jenseits der psychoanalytischen Legende. Edition Mandke, Köln 1082

Tichy M., Zwettler-Otte S. (1999): Freud in der Presse. Rezeption Sigmund Freuds und der Psychoanalyse in Österreich 1895–1938. Wien, Sonderzahl-Verlag

Wallerstein R. (1995): The Talking Cures. The Psychoanalysis and the Psychotherapies. New Haven, Yale Univ.-Press

Zwettler-Otte S. (1995): KIP als tiefenpsychologisches Verfahren oder Die rote Mütze des Bahnhofsvorstandes. In: Imagination, 1/1995, Wien

Zwettler-Otte S. (2004): Láccoglienza a Sigmund Freud ed. Alla Psicoanalisi in Austria 1895–1938. In: Rivista di Psicoanalisis, 2004, L.2, Rom

Zwettler-Otte S. (2004): Über die heimliche Attraktivität des Unbewussten und die sogenannte „Krise" der Psychoanalyse. In: EPF - Bulletin 58

Sylvia Zwettler-Otte

Die Popularisierung der Psychoanalyse

„...durch 1000 Kanäle und Poren..."
(O. Bumke)

„Popularisierung" leitet sich vom lateinischen „populus"= „das Volk" ab und bezeichnet den Versuch, etwas allgemein verständlich zu machen und so gleichsam „unters Volk" zu bringen. Eine solche Verbreitung wird von den verschiedensten Wissenschaften versucht, allerdings mit unterschiedlich großer Überzeugung, dass es möglich ist, ein oft hoch komplexes und kompliziertes Wissen leicht – das heißt OHNE gründliches und mühselig erarbeitetes Verständnis der spezifischen Materie und ihrer Zusammenhänge – zu begreifen.

Schulen und Volkshochschulen widmen sich jedenfalls dieser heiklen Aufgabe; sie sind damit vor allem dann erfolgreich, wenn sie das Glück haben, Fachleute dazu heranziehen zu können, die einerseits ein so fundiertes und reiches Wissen haben, dass sie es bereits wieder einfach erklären können, und die andererseits auch noch so viel Kontakt zu ihrer eigenen (früheren) Unwissenheit und damit zu den Noch-Unwissenden haben, dass sie auch einfach und klar sein wollen.

Will man die Psychoanalyse allgemein verständlich machen, ist man – zusätzlich zu den allgemeinen Problemen der Popularisierung, wie sie etwa die Quantenphysik oder die Linguistik haben – noch mit zwei weiteren ganz speziellen Problemen konfrontiert:

1.) mit dem Faktum größerer Nähe und
2.) mit dem Faktum eines stärkeren Widerstands gegen das Wissen, um das es hier geht.

Ad 1)

Da jeder weiß, dass er so etwas wie eine Seele hat, meint er auch, eine Menge davon zu verstehen. Und ganz falsch ist das ja auch nicht. Allerdings würde kein vernünftiger Mensch sein Wissen, dass wir ein Herz besitzen, als Garant dafür nehmen, dass wir auch über seine Funktionsweisen im normalen und pathologischen Zustand Bescheid wissen und daher auch sinnvoll eingreifen können. Bei der Seele verhält sich das bedauerlicherweise anders. Denken wir nur an die vor Ratschlägen strotzenden Illustrierten.

Es gibt so etwas wie eine „geheime Attraktivität der Psychoanalyse", die ein Gefühl von Berührtheit und Betroffenheit auslösen kann, wenn irgendein Thema psychoanalytisch behandelt wird. (In der Antike hat man eine solche persönliche Betroffenheit, wie sie z.B. bei den Zuschauern von Tragödien erlebt wurde, in dem Satz zusammengefasst: „TUA res agitur", also ein Erkennen: „es ist DEIN Problem", das du da auf der Bühne, vergrößert ins Tragische, dargestellt siehst.) Wenn psychoanalytische Überlegungen an Material rühren, das verdrängt wurde, kann diese Berührung bereits die Bedeutung gewinnen: ‚man kann also doch darüber reden'; das bringt eine gewisse Erleichterung und Entlastung, die wohltuend und sogar lustvoll sein kann.

Ad 2)

Die persönliche Nähe zum Gegenstand der Psychoanalyse – dem bewussten und unbewussten Seelenleben – macht den Zugang zur psychoanalytischen Wissenschaft einerseits leichter, aber andererseits auch wieder schwerer, denn was einmal als „unerträglich" erlebt und verdrängt, also unbewusst wurde, löst zwei widerstreitende Tendenzen aus: es will wieder an die Oberfläche, um dort eine Lösung und Befriedigung zu finden, aber dagegen richten sich wiederum diejenigen Kräfte, die bereits früher für die Verdrängung sorgten. Was die Psychoanalyse also ans Licht bringt, wird nicht nur oft erleichtert wiedererkannt, sondern auch entsetzt wieder zurückgedrängt – ein Problem, das andere Wissenschaften, die mit „sachlicheren" Gegenständen befasst sind, nicht in solchem Ausmaß haben. Die innere Notwendigkeit, Themen, welche die Psychoanalyse behandelt, (wieder) abzuwehren, bildet also ein Gegengewicht gegen die persönliche Nähe dieser Inhalte.

Diese beiden zusätzlichen Hürden muss die Psychoanalyse auf ihrem Weg zum Volk nehmen.

Dennoch soll sie, wie jedes Wissen, das errungen wurde, verbreitet werden,

a) damit diejenigen, die es brauchen, nützen können, und
b) damit auch diejenigen an dieses Wissen gelangen, die imstande sind, es durch weitere Forschungen zu vergrößern.

Unschwer sind diese beiden Gruppen als

a) Patienten zu erkennen, die mithilfe der Psychoanalyse ihre seelischen Leidenszustände überwinden oder wesentlich lindern und ihre geistigen, seelischen und sozialen Fähigkeiten durch sie besser entfalten können, und

b) als Ausbildungskandidaten, die sich die Psychoanalyse durch ihre persönliche Erfahrung mit ihr (=das grundlegende Erleben, selbst Patient zu sein), durch theoretisches Studium und durch die klinische Arbeit mit anderen Patienten aneignen.

Es ist ein interessantes Phänomen, dass die Rezeption der Psychoanalyse in ihrer Anfangszeit Ähnlichkeiten mit ihrer gegenwärtigen Situation hat[1]: war es am Beginn vor mehr als einem Jahrhundert nötig, dass Freud seine sensationellen und systematischen Entdeckungen des unbewussten Seelenlebens zunächst seinen Fachkollegen mitteilte und die neue Behandlungsmethode allmählich auch unter potentiellen Patienten bekannt wurde, ist die Psychoanalyse mittlerweile auf eine derart prekäre und verwässerte Weise populär geworden, dass ihre spezifische Qualität und Indikation wiederum weitgehend unbekannt ist. In den letzten Jahrzehnten haben sich unzählige Therapieformen entwickelt, von denen sich viele auf die Psychoanalyse beziehen, manche zurecht, manche zu unrecht; viele mit dem trügerischen Versprechen, dasselbe zu können wie die aufwendige klassische Psychoanalyse mit einer Frequenz von 4 Wochenstunden. Manche Therapien berufen sich nicht auf die „Psychoanalyse", sondern auf die „Tiefenpsychologie", vielleicht unter anderem, um leichter akzeptiert zu werden. Freud selbst sprach von „Tiefenpsychologie", als er erkannte, das die Gesetzmäßigkeiten des unbewussten Seelenlebens nicht nur für seelische Störungen, sondern auch für die normale Seelentätigkeit allgemeine Gültigkeit haben, wie z.B. die Träume beweisen. Später wurde „Psychoanalyse" und „Tiefenpsychologie" oft synonym verwendet, wobei „Tiefenpsychologie" häufig als weiterer und unverfänglicherer Begriff erschien, während „Psychoanalyse" gewöhnlich mit der ganzen Ambivalenz verknüpft war, die für die Rezeption der Psychoanalyse von Anfang an charakteristisch war.

In dieser Ambivalenz spiegeln sich die widerstreitenden psychischen Kräfte, Anziehung und Abstoßung, Zustimmung und Ablehnung. Das gilt für die Auseinandersetzung des einzelnen mit der Psychoanalyse ebenso wie für die Verbreitung der Psychoanalyse in der Bevölkerung.

Wie bedrohlich es für manche war, dass sich die Psychoanalyse unkontrollierbar zu verbreiten schien, zeigt eindrucksvoll in den Dreißigerjahren eine Schrift des Münchner Psychiaters Oskar Bumke, der Direktor einer Psychiatrie und Nervenklinik war: er hielt die Psychoanalyse für äußerst gefährlich; seine Vorstellung mutet nahezu paranoid an: Freuds Ansichten seien durch 1000 Kanäle und Poren selbst in solche Köpfe gesickert, die kaum den Namen ihres Urhebers kennen; man müsse „diese Wissenschaft als das entlarven, was sie in Wirklich-

---

1 Tichy M., Zwettler-Otte S. (1999) Freud in der Presse, Sonderzahl, Wien

keit ist: ein rein dialektischer Versuch, den Menschen alle, aber auch alle Ideale zu rauben."[2] Allerdings konnte selbst dieser dezidierte Feind der Psychoanalyse nicht umhin zuzugeben, dass er erst durch Freud die einander „durchkreuzenden Motive" der menschlichen Seele verstanden habe und so seine früheren primitiveren Anschauungen aufgeben konnte[3].

Ein Wissen, das sich so eigenmächtig auf höchst emotionale Weise seine Wege bahnt – „durch 1000 Kanäle und Poren", ist tatsächlich nicht einzudämmen und kann die verschiedensten Schicksale erleiden; es kann ebenso genützt wie missbraucht, verstanden und missverstanden werden, es kann sich vermischen, versanden und versickern, aber auch an anderer Stelle wieder hervorbrechen. *Die Verbreitung der Psychoanalyse scheint so schwer kontrollierbar zu sein wie das Triebleben selbst.*

Und genauso sieht heutzutage die psychotherapeutische Szene aus, in die psychoanalytisches Gedankengut eingesickert ist; es wurde vielfach eklektisch, rasch, heimlich und oberflächlich rezipiert, wenngleich es zweifellos auch kreative und sinnvolle therapeutische Anwendungen der Psychoanalyse gibt.

Für den Laien ist es kaum möglich, sich darüber ein Bild zu machen, und selbst unter Ärzten, die ja naturgemäß Patienten beraten können sollten im Hinblick auf Psychotherapie, gibt es viel mehr Vorurteile und Unwissenheit als professionelles Wissen und Klarheit. Es wimmelt von selbst ernannten „Analytikern" – Ansätze dazu gab es ebenso bereits zur Zeit Freuds. So versuchte z.B. Emil Raimann[4], der zu Freuds Zeiten sein Leben lang die Psychoanalyse in einem heftigen Ambivalenzkampf mit seinen Rezensionen in medizinischen Zeitschriften verfolgte und sich als „Eklektiker" bezeichnete, den Unterschied zwischen Analytiker und Nicht-Analytiker zu nivellieren, indem er erklärte: „Jeder wahre Seelenarzt war schon Analytiker, bevor es das Wort gab."

Neben den Ansprüchen, sich auch ohne Ausbildung als Analytiker zu präsentieren und sie so gleichzeitig gering zu schätzen und sich ihrer zu bedienen, gab und gibt es auch immer wieder die Tendenz, die Psychoanalyse – ohne sie je ernsthaft studiert zu haben – als veraltet und überholt darzustellen. Auch totgesagt zu werden ist die Psychoanalyse seit ihren Anfängen gewohnt.

Auf die Parallelen der Rezeption der Psychoanalyse in ihren Anfängen und heute hat auch der britische Psychoanalytiker Gregorio Kohon hingewiesen:

„Wenn wir das Wuchern anderer Psychotherapien und die Vielfalt der Ausbildungen bedenken, die nun auf dem Markt angeboten werden, und das Verwässern psychoanalytischer Erkenntnisse ...., dann finden wir uns ironischer Weise

---

2 Springer A.. (1994): Der weltanschauliche Streit um die Psychoanalyse. in: Bulletin – Zeitschrift der Wiener Psychoanalytischen Vereinigung, Nr. 3, S. 64
3 Tichy M., Zwettler-Otte S. (1999) :loc. cit., S. 61
4 Raimann E. (1928), Wiener Medizinische Wochenschrift, Nr. 51, S. 1699

zurückversetzt in die frühen Tage der psychoanalytischen Pioniere...wir sind wiederum in der Position, dass wir wirklich Mut zeigen müssen, um an die Psychoanalyse zu glauben" (Kohon G. (1986) , S. 78, hier in meiner Übersetzung).
Mut brauchen also wir Psychoanalytiker, aber auch die Analysanden.

War es vor 100 Jahren ein Glücksfall, wenn ein analysebedürftiger Patient auf einen Arzt stieß, der bereits von der Psychoanalyse gehört oder gelesen hatte und seinen Patienten zu einem Psychoanalytiker schicken konnte, braucht heutzutage ein solcher Patient wiederum Glück, wenn er in dem Meer von Psychotherapeuten seinen Weg zur Psychoanalyse findet und unterwegs nicht nur Abschreckendes über den Aufwand, sondern auch Ermutigendes über die Möglichkeiten der Psychoanalyse hört.

Um Missverständnissen vorzubeugen: nicht für jeden ist eine Psychoanalyse die Methode der Wahl, und auch manche andere Psychotherapieformen haben gut begründbare Indikationen. Aber es gibt auch sehr viele, denen nur durch eine Psychoanalyse oder eine psychoanalytisch orientierte Psychotherapie geholfen werden kann; ohne diese spezifische Hilfe pilgern viele von einer Stelle zur anderen, von einem Therapeuten oder Arzt zum andern, und sie verlieren damit oft mehr Zeit, Geld und Chancen, als dies mit einer korrekt durchgeführten Psychoanalyse je der Fall wäre.

Gerade durch die verwirrende Vielfalt psychotherapeutischer Angebote – heute viele davon mit einem „psychoanalytischen" oder „tiefenpsychologischen" Etikett – ist die Odyssee von denjenigen, die wirkliche psychoanalytische Behandlung brauchen und nicht finden, oft sehr lang. Aber auch dieses Problem ist alt, wie ein Cartoon in der Wiener Medizinischen Wochenschrift von 1930 (siehe Anhang) beweist: in 16 Bildern werden die „Irrfahrten eines Neurotikers" gezeigt; Salben und Kuren, Reinigungsriten sowie suggestive und manipulierende Methoden gab es damals schon. Die Zeichnung gehört zu einem Artikel von Robert Hans Jokl[5], einem Analytiker der 1. Generation; wie die Mehrzahl der auf die Analyse bezogenen Artikel in dieser Fachzeitschrift zwischen 1895 und 1938 hätte der Artikel auch heute noch weitgehend volle Gültigkeit und wäre ein wichtiges Stück Aufklärungsarbeit für praktische Ärzte. Jokl betont die Emotionalität der Auseinandersetzungen über die Psychoanalyse, angefangen von Eugen Bleulers Schrift von 1910 „Die Psychoanalyse Freuds, Verteidigung und kritische Bemerkungen" – übrigens verrät bereits der Titel die Ambivalenz, an die wir mittlerweile gewöhnt sind; interessant ist in dem Zusammenhang, dass Bleuler selbst den Begriff der Ambivalenz eingeführt hat. „Vielleicht... nicht grundlos",

---

5 Wiener Medizinische Wochenschrift, 1930, Nr. 4, S. 134 ff.

wie Leupold- Löwenthal wohl zurecht meinte.⁶ Jokl stellt in Bezug auf die Psychoanalyse fest: „Der kompetente Kreis ihrer grundsätzlichen Gegner ist auf ein Minimum zusammengeschmolzen, sie hat trotz aller Gegenwehr auf weite medizinische und außermedizinische Wissensgebiete und unaufhaltsam auch auf das Leben selbst befruchtend gewirkt, und die Psychologie jeder Richtung rechnet mit ihr als einen (sic!) gegebenen, nicht mehr wegzudenkenden Faktor. Trotzdem ist nicht zu leugnen, dass die Widerstände gegen die Lehre Freuds noch lange nicht verstummt sind,..., und dass ihr Gegenströmungen aller Art erwachsen ...". Die Zweifel würden sich heute nicht mehr auf den Erkenntniswert der Psychoanalyse, sondern auf ihre therapeutische Effizienz richten. Doch die Psychoanalyse übertreffe die herkömmliche Neurosentherapie, weil sie nicht bloß Symptome bekämpfe, sondern die „Umgestaltung der Persönlichkeit" zum Ziel habe und dadurch die „Neurosebereitschaft auf das praktisch erreichbare Minimum herabsetze". Und mit dem Verweis auf die karikaturistische Selbstdarstellung der jahrelangen Irrfahrten eines Zwangsneurotikers, der auch als Künstler seiner zeichnerischen Fähigkeit beraubt gewesen war, beschreibt Jokl die endlose Suche vieler Patienten und die Rückfälle sowie die vergeblichen Opfer an Zeit und Geld. So wie wir heute nahezu alle diese durchaus populären Behandlungsmethoden auch heute noch finden – manche sind vielleicht heute durch esoterische Versuche zu ersetzen –, gilt leider auch heute noch, was Jokl über die Informiertheit der praktischen Ärzte sagte: „Die Kenntnis von der Psychoanalyse beschränkt sich in der überwiegenden Mehrzahl auf missverstandene Schlagworte und tendenziöse Ansichten." Da es schwierig sei, sich als geheilter Neurotiker zu präsentieren, hätten es die Außenstehenden auch besonders schwer, sich von Heilerfolgen zu überzeugen. Gesammelt würden nur die „Nieten": von der Psychoanalyse verlange man, was man von keiner anderen Heilmethode fordere: „Dass sie unbedingt wirksam sein müsse." Vieles unter dem Namen „Psychoanalyse" habe mit dieser nichts zu tun, vieles werde aufgrund eines „psychischen Skotoms" (blinder Fleck) nicht gesehen. Doch die Psychoanalyse habe „die Wissenschaft durchdrungen und mit ihrer ‚Tiefenpsychologie' zum großen Teil umgestaltet", und er schließt mit der Aufforderung an die Ärzte, sich zu besinnen⁷.

Was die Ärzte jedoch oft wenig zur Besinnung geneigt machte, war die Tatsache, dass Freud sie keineswegs als die einzig geeigneten Träger der psychoanalytischen Wissenschaft ansah. Im Gegenteil, er hatte bereits nicht-ärztliche Interessierte in Ausbildung genommen, mit den 3 bekannten Laienanalytikern Otto Rank, Theodor Reik und Hanns Sachs Präzedenzfälle geschaffen und, nachdem Reik 1926 wegen Kurpfuscherei angeklagt worden war, öffentlich zur „Frage der

---

6   Leupold- Löwenthal H. (1986) Handbuch der Psychoanalyse, S. 65
7   Tichy M., Zwettler-Otte S. (1999), S. 122

Laienanalyse" in einer kleinen Schrift Stellung genommen. Freud war bei dem Prozess gegen Reik als Zeuge einvernommen worden und hatte auch in einem Gutachten ausgeführt, „dass als Laie nicht der Nichtarzt anzusehen sei, sondern jeder, der nicht eine zureichende Ausbildung in der Psychoanalyse erworben habe"[88]

Am Beispiel von Freuds Stellungnahmen in Fachzeitschriften und in einer eigenen kleinen aktuellen themenspezifischen Publikation können wir übrigens seine mediale Präsenz sehen, die wir heutigen Psychoanalytiker uns noch nicht genug zum Vorbild genommen haben – eine Haltung, die mit dem Vorwurf der Arroganz zusammenhängen könnte, der uns nicht selten gemacht wird.

Bei der Diskussion um die „Laienanalyse" ging es „um nichts Geringeres als die Frage, ob die Psychoanalytiker ein *unabhängiger* Berufsstand werden sollten, getrennt vom Ärztestand, definiert allein durch ihre Spezialqualifikation", eine Frage, die „in mehrfacher Hinsicht an den Kern der Psychoanalyse" rührte und darüber entschied, „ob sich Freuds Werk als eine ausgreifende ‚neue Psychologie' würde entfalten können (und) .....ob die Analytiker zu einer Untergruppe der Ärzteschaft, einer Subspezialität von Nervenärzten, oder zu einer eigenen Berufsgruppe würden.[9]"

Auch diese Öffnung der Psychoanalyse für Nicht-Ärzte trug zur Popularisierung der Psychoanalyse bei und zum Wachstum ihres Wirkungsbereiches, der sich bald auf die Pädagogik, die Justiz, die Kunst im allgemeinen und die Literatur im besonderen erstreckte. Gegen letzteres erhob allerdings z.B. Karl Kraus lautstark Einwand: er warf der Psychoanalyse, der er lange ambivalent, aber nach einem unguten persönlichen Kontakt[10] feindlich gegenüberstand, vor, sie beschmutze das Genie und forderte auf: „Kleist und Lenau werden wir aus der Ordination zurückziehen!" Dennoch – bis zum heutigen Tag nimmt sich die Psychoanalyse der Literatur ebenso an wie anderer Künste, manchmal bereits mit äußerst verfeinerten Methoden, die weit über die Anfangszeit hinausgehen, wo es manchem analytisch Interessierten genügte, da und dort den Ödipuskomplex nachzuweisen. Mit sorgfältiger Beachtung formaler Aspekte ist heute ein viel tieferes psychoanalytisches Verständnis der Vorgänge im Autor – und im Leser – möglich.

1990 hat Joseph Sandler[11] anlässlich des 50. Todestages von Freud in einem Aufsatz über die Zukunft der Psychoanalyse auffällige Entwicklungsaspekte und Zukunftserwartungen aufgezeigt.

---

8 Freud S.: Die Frage der Laienanalyse. 1926, GW XIV, 293.
9 Schröter M. (1996)Zur Frühgeschichte der Laienanalyse, Psyche, Heft 12 S. 1160 f.
10 Der Psychoanalytiker und ehemalige Fackel-Mitarbeiter Fritz Wittels hatte einen Vortrag über seinen früheren Arbeitgeber Karl Kraus gehalten unter dem Titel „Die Fackelneurose" – eine Indiskretion, vor der Freud nachdrücklich gewarnt hatte. (Tichy M., Zwettler-Otte S. <1999>, S.265
11 Sandler J. (1990): The Future of Psychoanalysis, in: Sigmund Freud House Bulletin, Summer, Vol.14/1

Einige davon betreffen unser Thema der Verbreitung der Psychoanalyse: die Kluft zwischen der Psychoanalyse und anderen Gebieten sowie zwischen Psychoanalyse und psychoanalytisch-orientierter Psychotherapie werde schmäler und die Grenzen würden sich verwischen; die Verwässerung bestehe in einem Absinken der Intensität des Analyse-Erlebnisses von früher durchschnittlich 300 Minuten pro Woche auf 135 (3x45), sodass es mehr dürftig ausgebildete Analytiker und mehr Psychotherapie geben werde; dies werde auch unterstützt von der Finanzierung durch Dritte (Krankenkassen).

Heute, fast 20 Jahre später, können wir Sandlers Prognose nur bestätigen.

Und wir müssen erkennen, dass die Popularisierung der Psychoanalyse lange Zeit zu wenig ein bewusster Akt der Verbreitung geworden ist. Weit davon entfernt anzunehmen, dass wir immer genau steuern können, wie sich Wissen verbreiten soll, glaube ich doch, dass die Kontrolle den Psychoanalytikern weitgehend entglitten ist: es ist in immer geringerem Ausmaß ein aktives Bekanntmachen neuer Erkenntnisse geworden. Die Popularisierung der Psychoanalyse entspricht tatsächlich dem vor 75 Jahren geprägten Bild, die Psychoanalyse sei „durch 1000 Kanäle und Poren gesickert": nicht die Analytiker haben diesen Prozess gesteuert, sondern das Lustprinzip: wo das Aufdecken von unbewussten Inhalten erleichternd und lustvoll war, wurde es aufgenommen; auf jeden Fall war dies natürlich oft der Fall, wenn das Unbewusste der anderen aufzudecken war. Dann war es wie eine Demaskierung und eine Machtdemonstration, anderen ihre „unbewussten Wünsche" vorzuwerfen; schon in der Frühzeit der Psychoanalyse war es bei den sogenannten Unfalls- oder bei den Kriegsneurosen von erheblicher Bedeutung, jemandem zu attestieren, er wolle sich vor der Arbeit oder der Todesgefahr drücken und er produziere deshalb – wenn nicht mit bewusster Absicht, so doch mit der unbewussten Intention – Krankheitssymptome, die ihn untauglich machten. Auch heute wird Psychoanalyse oft mit einer arroganten, besserwisserischen und demaskierenden Haltung von Analytikern in Zusammenhang gebracht.

Ich denke, dass es notwendig wäre zu versuchen, den triebhaften Komponenten, die bei der Popularisierung der Psychoanalyse mitwirken, wieder etwas mehr intellektuelle Steuerung zur Seite zu stellen und nicht einfach alles laufen zu lassen. Und zum Glück gibt es diese Tendenzen in der modernen Psychoanalyse – neben anderen Strömungen. Auch darauf hat Joseph Sandler bereits vor 1990 hingewiesen: „Da die an vielen Orten unzulängliche, verdünnte Ausbildung als Hauptgefahr für den Behandlungsstandard auch in der Psychotherapie erkannt wird, sollte es eine Tendenz zur möglichst gründlichen Ausbildung und intensiven Eigenanalyse geben." Und: „Die zunehmende Einbeziehung anderer, nichtärztlicher Berufsgruppen sollte zu einer Weiterentwicklung der nichtmedizinischen Anwendung der Psychoanalyse führen." Zu Sandlers Beobachtung, dass die Metapsychologie in den Hintergrund getreten sei, gibt es erfreulicherweise mittlerweile auf den internationalen psychoanalytischen Kongressen seit Jahren auch gegenläufige Bemühungen um ein vertieftes theoretisches Verständnis.

So besteht meines Erachtens doch die Chance, dass wir dem Verwässern und Versickern der Psychoanalyse auch gegensteuern können und dass ihre Popularisierung nicht unbedingt mit einem Verlust ihrer unbequemeren Kerninhalte einhergehen muss. Es gibt unter den Psychoanalytikern solche, die eine Begabung haben, ihr Wissen unters Volk zu bringen; andere neigen dazu, sich lieber auf theoretische Konzepte zu konzentrieren, und wieder anderen ist die Verankerung der Psychoanalyse im Rahmen der universitären Wissenschaften ein zentrales Anliegen. Wir brauchen sie alle zur Versammlung unserer Kräfte, um die Verbreitung der Psychoanalyse mit ihrer Vertiefung verbinden zu können.

Literatur

Freud S. (1926): Die Frage der Laienanalyse, GW XIV
Leupold-Löwenthal H. (1986): Handbuch der Psychoanalyse, Wien
Raimann E. (1928): Wiener Medizinische Wochenschrift, Nr. 51, S. 1699
Sandler J. (1990): The Future of Psychoanalysis, in: Sigmund Freud House Bulletin, Summer, Vol. 14/1
Schröter M. (1996): Zur Frühgeschichte der Laienanalyse, Psyche, Heft 12, S. 1160 f.
Springer A. (1994): Der weltanschauliche Streit um die Psychoanalyse, in: Bulletin – Zeitschrift der Wiener Psychoanalytischen Vereinigung, Nr. 3, S. 64
Tichy M., Zwettler-Otte S. (1999): Freud in der Presse, Wien

Sylvia Zwettler-Otte

Haben die frühe Rezeption und die sogenannte ‚Krise' der Psychoanalyse mit Winnicotts „Furcht vor einem Zusammenbruch" zu tun?[1]

In den vorigen Beiträgen habe ich – wie auch schon andere Psychoanalytiker[2] – zu zeigen versucht, dass der Kern der sogenannten ‚Krise der Psychoanalyse' nicht außen, sondern innen liegt. Neu dürfte nun in der vorliegenden Arbeit die Idee sein, dass zwischen der Sorge wegen einer Krise und Winnicotts Gedanken über die Furcht vor einem Zusammenbruch ein Zusammenhang bestehen kann. Winnicott erkannte, dass manche Katastrophen nicht wirklich erlebt werden konnten und uns nie voll zu Bewusstsein gekommen sind und deshalb auf die Zukunft projiziert wurden, um darauf zu warten, dass sie voll erlebt werden können und eine Auseinandersetzung damit möglich wird.

In seiner Arbeit „Fear of Breakdown" stellt Winnicott die Erwartung voran, dass das Studium dieses umgrenzten Phänomens zu einer neuen Betrachtungsweise etlicher anderer Probleme führen würde, die uns ratlos machen. Meiner Ansicht nach gehört unsere Sorge, die Psychoanalyse wäre in einer ernsten Krise, zu diesen Problemen, mit denen wir vielleicht besser zurecht kommen können, wenn wir sie unter diesem Blickwinkel betrachten (Winnicott 1986, 173; 180).

Das beinhaltet die Vermutung, dass auch in Gruppen zu finden ist, was Winnicott bei einzelnen Individuen beobachtete. In meiner Arbeit möchte ich die Aufmerksamkeit auf die Möglichkeit lenken, dass ein Teil unserer Besorgnis im Hinblick auf die sogenannte Krise der Psychoanalyse die Projektion eines Zusammenbruchs sein könnte, den wir auf irgendeine Weise bereits erlitten, aber nicht mit vollem Bewusstsein erlebt haben und den wir mit uns schleppen „hidden away in the unconscious" (Winnicott 1986, 177). Diese seltsame Wahrheit, dass etwas, was noch nicht richtig erfahren wurde, dennoch stattgefunden hat, kann eine ‚Erfahrung' geworden sein, nach der wir suchen, obwohl wir sie gleichzeitig fürchten und vor uns herschieben, so wie ein Schneepflug den Schnee vor sich herschiebt und ihn vermehrt, ohne ihn loswerden zu können; so entsteht die Suche nach dieser Erfahrung, eine ängstliche Vision der Zukunft und einer „Krise", welche die Möglichkeit eines Zusammenbruchs in sich birgt.

---

1 Eine gekürzte englische Version wurde am 19.11.2005 auf der Winnicott-Konferenz in Mailand vorgetragen.
2 Saussure J. de, 1996: Dilemma und Herausforderung für den Psychoanalytiker heute;

1. Freuds „Heldenmythos" und die überbetonte Ablehnung der Psychoanalyse in der Geschichte der frühen Psychoanalyse-Rezeption

Freud musste sehr bald einsehen, dass es starke Widerstände gegen die Akzeptanz psychoanalytische Ideen gibt. Aber es gab auch eine gegenteilige Wahrheit, der er offenkundig geringere Beachtung schenkte: **ihre geheime Anziehung,** die zu einer seltsamen Balance führte, sodass viele sich weder ernsthaft mit der Psychoanalyse befassen noch sie aufgeben konnten. Diese **Ambivalenz** können wir heute noch genauso sehen. Zahlreiche heutige Kritikpunkte gegen die Psychoanalyse ähneln sehr stark denjenigen aus der frühen Zeit der Psychoanalyse-Rezeption. Ein umfangreiches Projekt, das in Wien durchgeführt wurde, war diesem Thema gewidmet[3]: es wurde die Zeit zwischen der Veröffentlichung von Freuds „Studien über Hysterie" (1895) bis zur Vertreibung der Psychoanalyse durch den Nationalsozialismus (1938) untersucht. Die Ergebnisse dieses Projekts waren,

- dass – entgegen etlichen Bemerkungen Freuds – die Psychoanalyse keineswegs anfangs nur totgeschwiegen, sondern auf höchst ambivalente Weise aufgenommen wurde;
- dass Freud selbst und seine ersten Biographen die Ablehnung gegen die Psychoanalyse überbetonten im Vergleich zu dem wachsenden Interesse daran, und
- dass es erstaunliche Parallelen zwischen der frühen Rezeption der Psychoanalyse und der heutigen gibt, obwohl sie mittlerweile sowohl als Forschungs- als auch als Behandlungsmethode erprobt ist: neben einer gewissen Ignoranz war und ist die Rezeption von hoch ambivalenten Tendenzen charakterisiert:
  1. einer weitgehenden Unkenntnis der Psychoanalyse stehen Bemühungen gegenüber, sich rasch und oberflächlich einige Details psychoanalytischer Theorie oder Technik anzueignen; schon zur Zeit Freuds gab es ähnliche autodidaktische, sogar statistisch belegte Versuche;
  2. der Psychoanalyse und den Psychoanalytikern wird einerseits Neugier und Neid, andererseits feindselige Verachtung entgegengebracht; die zwei größten medizinischen Wiener Wochenzeitschriften verfolgten (im doppelten Sinn des Wortes) psychoanalytische Publikationen mit neugierigem Interesse und erklärten sie andererseits bereits für überholt;
  3. zahlreiche Therapieformen erheben den Anspruch, auf der Psychoanalyse oder auf „Tiefenpsychologie" zu basieren, verwässern und zerstören aber gleichzeitig grundlegende Annahmen der Psychoanalyse durch unverein-

---

3 Tichy M.,Zwettler-Otte S.,1999: Freud in der Presse. Rezeption Sigmund Freuds und der Psychoanalyse in Österreich 1895–1938. Wien.

bare Modifikationen; ähnlich wurde Freud immer wieder ein „Handel" vorgeschlagen, seine Lehren würden eher anerkannt, wenn er sie modifizieren und die Rolle der Sexualität reduzieren wollte;
4. drängende Forderungen nach größerer Effizienz und ‚wissenschaftlicher Objektivierbarkeit' sowie nach einem geringeren Aufwand an Zeit und Geld ignorieren die Spezifität der Psychoanalyse und die Notwendigkeit des aufwendigen Settings.

Diese recht emotional gefärbten Reaktionen mögen uns Analytiker ärgern, sie beweisen aber auch die geheime Attraktivität der Psychoanalyse und den Wunsch, sich etwas von ihrem wertvollen und offensichtlich wirksamen Potential zu holen. Seit Freuds Zeit hat sich die Zahl der Personen, die so reagieren, erheblich vergrößert, und die eklektische Verwendung der Psychoanalyse ist als ‚psychoanalytisch orientierte' oder ‚psychoanalytisch informierte Psychotherapie' legitim geworden. Das macht es uns schwerer, damit umzugehen.

Trotz dieses eigenartigen, anhaltenden und ambivalenten Interesses für die Psychoanalyse ist sie von Anfang an ebenso wie heutzutage immer wieder tot gesagt worden. Die Vision einer großen Bedrohung war also vom Beginn an da. Dass Freud seine „splendid isolation" als „glückliche heroische Zeit" pries und dass er seine Einsamkeit hervorhob, ohne den eher raschen Anstieg des Interesses zu würdigen, wurde bereits vor einem halben Jahrhundert als subjektiver Eindruck erkannt. Bry und Ryfkin hielten fest: „Whatever isolation Freud may have felt was of his own ideation, arising out of his own needs" (1962, 6ff). And T. Elliger meinte, dass Freud verstrickt war in „the myth of a hero" (1990, 623).

Aber es gibt keinen Helden, der nicht in Gefahr wäre. Oft handelt es sich dabei nicht um eine persönliche Bedrohung, sondern um einen Schatz, den der Held zu beschützen hat. Es ist sein ‚Beruf', solche schrecklichen Ereignisse zu überstehen, die wir ‚Krise' nennen. Der Schatz, den Freud schützen musste, war seine neue Wissenschaft – die Psychoanalyse. Im Gegensatz zu dem Material anderer Wissenschaften, ist das Wissen, das die Psychoanalyse zutage fördern kann, ein sehr ungewisses, immer bereit, wieder zu entschlüpfen, entstellt zu werden oder wieder verloren zu gehen. Gregorio Kohon schrieb: „Psychoanalysis is not a positive science. It cannot be conceived in terms of, understood by, nor even compared to any of the scientific models" (1999, 156). Psychoanalyse befasst sich mit einem sehr lebendigen Material. Das berechtigt zu der Sorge, ob einmal erobertes Terrain auch behalten werden kann. Es besteht kein Zweifel, dass Attacken von innen kommen, eventuell werden sie von außen unterstützt. Wenn Freud vielleicht deshalb mehr besorgt war als nötig, könnte das von der Furcht herrühren, dass seine große Entdeckung des Unbewussten wieder verloren gehen oder zusammenbrechen könnte. Das ist eine Gefahr, die auch in jeder

Analyse auftaucht, solange kein ausreichendes Durcharbeiten erfolgt ist. Jedenfalls besiegte bei Freud die Zuversicht seine Furcht. Er stellte seiner propagandistischen Schrift „Zur Geschichte der psychoanalytischen Bewegung" (1914) ein eindrucksvolles Bild als Motto voran; es bezog sich nicht nur auf die Dissidenten Alfred Adler und C. G. Jung, sondern auch allgemein auf die Kämpfe, mit denen die Psychoanalyse konfrontiert war: FLUCTUAT NEC MERGITUR – sie schwankt, aber sie geht nicht unter. Das war der Wappenspruch von Paris; er proklamierte die Unbesiegbarkeit der Seine-Insel, die sowohl von den Feinden als auch von den Fluten bedroht war. Heutzutage dagegen scheint manchmal unsere Furcht das Vertrauen in die Psychoanalyse zu besiegen, wenn wir von einer „Krise" sprechen und uns der Vision einer Gefahr hingeben, so als hieße unser Motto: FLUCTUAT ET MERGITUR – sie schwankt und sie geht unter.

2. Die heutige sogenannte ‚Krise'

Ähnlich wie die heroische Vision beinhaltet auch die Vorstellung einer Krise die Idee einer Gefahr. Vielleicht ist da manchmal die geheime Hoffnung dabei, dass eine Elternfigur zur Rettung auftaucht, was zweifellos die Bedeutung eines Liebesbeweises hätte. Eine solche Phantasie wäre ein Rückfall von heroischer Aktivität auf infantile Passivität. Aber auch wenn wir eine fatalistische und passive Einstellung überwinden, bestünde die Gefahr, durch eine unreflektierte Identifizierung mit Freud in einem unreifen Stadium zu verharren.

Man könnte einwenden, dass die Furcht, eine neue Wissenschaft könnte sich nicht etablieren, und die Furcht, diese Wissenschaft würde 100 Jahre später wieder verloren gehen, einen unterschiedlichen Realitätsgehalt haben. Von einem historischen Standpunkt aus wäre dem zuzustimmen, aber in emotionaler Hinsicht haben beide Ängste – neben anderen Ursachen – einen gemeinsamen Nenner: ungeachtet des zeitlichen Aspekts, der ja bekanntlich im Unbewussten ausgeblendet wird, geht es nicht um die Frage, ob Psychoanalyse *noch nicht oder nicht mehr* fest etabliert ist, sondern es geht einfach um die Bedrohung der Vernichtung. Meiner Ansicht nach ist diese Vernichtungsangst eine Schlagader des Primärprozesses, die etliche andere Ängste nährt; sie ist verbunden mit der Rückkehr der Verdrängung, ein Prozess, der die Einsichten, die wir gewonnen haben, wieder zunichte macht samt der Befriedigung und Bestätigung, die wir dadurch erfahren haben, dass wir durch die Fähigkeit zur Integration abgespaltener Elemente gestärkt wurden. Diese Gefahr bezieht sich auf alle Schicksale unseres Wissens: „There always seem to be two different movements simultaneously taking place within the act of knowing: an *unconscious* denial of that which has been *consciously* gained. Negativity, negation, disavowal are all present, as much as awareness and insight." (G. Kohon, 1999, p.170).

Vielleicht haben wir unbewusst versucht, die schmerzliche Einsicht, dass wir aufgrund des Unbewussten nicht Herr im eigenen Haus sind, ungeschehen zu machen, indem wir hofften, dass wir als Analytiker zu Experten des Unbewussten wurden und so die verlorene Herrschaft wiedererlangt hätten. Eine solche Anmaßung wurde den Analytikern von Anfang an immer wieder vorgeworfen, manchmal wahrscheinlich nicht ganz zu unrecht. Ebenso anmaßend waren aber zweifellos die Beteuerungen derjenigen Ärzte, die der Ansicht waren, ebenso gut wie „die Analytikern in die Tiefen des Seelenlebens eindringen zu können" (Freud 1926, XIV, 293). Der Machtkampf ist nicht zu übersehen.

Eine starre, arrogante Haltung mag eine feste Position sein, sie hemmt aber die Fähigkeit des Fortschritts und verhindert es, die Psychoanalyse als endlose Aufgabe zu sehen, bei der es keine statische, absolute Gewissheit gibt. Vielleicht haben wir noch nicht die Tatsache akzeptiert, dass selbst das, was wir der Verdrängung entrissen haben, wieder verdrängt werden könnte, und dass die „Einsicht von heute sich in den Widerstand von morgen verwandeln könnte", wie die Kleinianische Psychoanalytikerin Betty Joseph zu sagen pflegt. Möglicherweise widerstrebt es uns sehr, das zu erkennen, wir verleugnen es als einen undenkbaren Verlust und tragen die Furcht davor vor uns her, im Unbewußten verborgen, wie Winnicott es in „Fear of Breakdown" (1986, 177) beschrieb. Vielleicht war gerade die Idee der Krise ein Zeichen, dass wir noch nicht reif genug waren, die Gefahr der Vernichtung und der Bedrohung unserer Erkenntnisse und Einsichten mit vollem Bewusstsein auszuhalten; statt uns mit der Zerbrechlichkeit unseres wertvollen Wissens zu konfrontieren, projizierten wir vielleicht die Gefahr nach außen und in die Zukunft. Und diese Projektion kann zur ‚self-fulfilling prophecy' werden und genau jene Dilemmas schaffen, mit denen wir heute zu tun haben.

Wenn man berücksichtigt, dass eine Art Zusammenbruch bereits passiert sein könnte, ohne ganz bewusst erlebt worden zu sein, könnte das den Prozess umkehren und zu einem bewussten Erleben und Akzeptieren der Unsicherheit führen, die in der Natur der Sache liegt. Die theoretische und klinische Weiterentwicklung der Psychoanalyse sollte uns eigentlich ermutigen; dennoch leiden wir oft an einem Mangel an Mut und Zuversicht. Das führt natürlich zu Schwierigkeiten, wenn wir Patienten zur Analyse motivieren sollen, wenn wir uns gegen Angriffe von Psychotherapeuten verteidigen wollen, die versprechen, dieselben Resultate in kürzerer Zeit und mit geringeren finanziellen Belastungen zu erreichen, oder wenn wir uns unter Druck fühlen, Psychoanalyse als ‚positive science' zu erweisen. Unsere Unsicherheit wird oft oberflächlich durch eine arrogante Haltung verdeckt; gleichzeitig aber erwarten wir oft trotzdem von den andern, dass sie uns wohl gesonnen sein sollen und eine Umgebung repräsentieren, die Winnicott als „facilitating environment" bezeichnete (1986, 175), eine fördernde Umwelt, die eine haltende Funktion übernimmt und auch Objekte anbietet. Aber statt in einem solchen Paradies zu leben, wo wir selbst keinerlei Anstrengungen machen müssten, sind wir sehr häufig mit einer argwöhnischen Umgebung konfrontiert, die eine hoch ambivalente Haltung annimmt und die Psychoanalyse ignoriert, sie angreift oder zu plündern versucht. Nur selten bieten sich Psychotherapeuten selbst oder ihre schwierigsten Patienten als Objekte für eine psychoanalytische Behandlung an; meist herrscht eher ein rivalisierender Machtkampf um Objekte, das heißt um Patienten und Ausbildungskandidaten.

So kommt unser Schwanken zwischen einer oft falschen Sicherheit, die als Arroganz erscheint, und einer Unsicherheit, die zum Wesen der Psychoanalyse gehört, nicht zur Ruhe, und wir werden auch nicht von einer wertschätzenden, zugewandten und interessierten Umgebung ruhig gehalten; statt dessen werden uns unsere eigenen inneren Kämpfe gespiegelt und auf uns zurückgeworfen.

3. Ein Beispiel für eine Umkehr der Zeit-Perspektive – eine blitzartige Einsicht in einer alten Tragödie

In seiner Einleitung zu seiner Arbeit „Fear of Breakdown" sagte Winnicott: „Naturally, if what I say has truth in it, this will already have been dealt with by the world's poets…(p. 173)." Und tatsächlich habe ich vor einigen Jahren zufällig solch einen „flash of insight that came in poetry" gefunden: eine kurze Episode in einer Tragödie von L. Annaeus Seneca, dem Philosophen und Dichter, der von seinem Schüler, dem römischen Kaiser Nero, zum Selbstmord gezwungen wurde. In Senecas Tragödie OEDIPUS ist der Held nicht nur von seiner tragischen Schuld betroffen, sondern mehr noch von seinem eigenen Unvermögen, diese zu vermeiden: er kann der Warnung des Orakels nicht Folge leisten, weil das Geschehen, das er vermeiden sollte, nicht in der Zukunft liegt, sondern in der Vergangenheit!

Et ossa et artus gelidus invasit tremor:
QUIDQUID TIMEBAM FACERE FECISSE ARGUOR !

Kalter Schauer befiel die Knochen und Glieder:
ICH WERDE ANGEKLAGT BEREITS GETAN ZU HABEN, WAS ICH ZU TUN BEFÜRCHTETE!

So war das Schicksal, das Oedipus verzweifelt verhindern wollte, die Projektion einer vergangenen ‚Schuld' in die Zukunft; dieser ‚Schuld' war er sich nicht bewusst, er hatte sie aber trotzdem irgendwie erfahren. Und gerade diese zeitliche Verschiebung machte die Lösung des Problems unmöglich. Es war eine Umkehr der Zeit-Perspektive wie bei Winnicotts ‚Furcht vor dem Zusammenbruch', allerdings handelt es sich hier bei dem, was von der Vergangenheit in die Zukunft verlagert wird, nicht um eine traumatische Erfahrung, die zu einem Zusammenbruch führt, sondern um eine Handlung, die Schuld verursacht. Demnach liegt der Akzent auf menschlicher Aktivität, nicht Passivität, das Ich und die Abwehr-Organisation ist noch intakt und nicht zusammengebrochen, wie es Winnicott beschreibt. Betrachten wir nun eine solche Tendenz, nach der eigenen Verantwortung zu suchen (Aktivität statt Passivität!), indem wir der ursprünglichen Bedeutung des griechischen Wortes ‚krisis', von dem unsere ‚Krise' stammt, nachgehen.

4. Der Eid des Hippocrates für Psychoanalytiker

Das Wort Krise hat offenbar eine interessante und möglicherweise vielsagende Bedeutungsverschiebung erfahren, die vielleicht bisher noch nicht aufgefallen ist: die aktive Bedeutung des ursprünglichen griechischen Wortes ‚krisis' ist in unserem Wort „Krise" einer eher passiven Konnotation gewichen. Wenn wir von einer Krise sprechen, klingt das wie ein ängstlicher Hilferuf, der eine letzte Aktivität sein könnte vor einem fatalistischen Warten auf Rettung von außen oder auf einen Zusammenbruch. Das griechische Original dagegen hat nichts mit Passivität und Hilflosigkeit zu tun. Das wissen wir vom berühmten Eid des Hippokrates, der die angehenden Ärzte zu einem Handeln

‚kata dynamin kai **krisin emen**'
‚entsprechend meiner Kraft und **meiner Urteilsfähigkeit**'

verpflichtet. Hier enthält der Begriff der Krise beides: die Tatsache der menschlichen Fähigkeit, unser Schicksal zu beeinflussen, **und** unsere Grenzen; er schafft eine gesunde Balance zwischen dem Übernehmen von Verantwortung und der Selbstbeschränkung aus dem Bewusstsein heraus, dass Vermögen und Fähigkeit begrenzt werden von Unvermögen und Unfähigkeit.

Es wäre vielleicht hilfreich, sich an diese ursprüngliche aktive Bedeutung des Wortes „krisis" zu erinnern, besonders im Hinblick auf die heutige Tendenz, Verantwortung abzulehnen, wie wir es auch von anderen Ausdrücken kennen; zum Beispiel bei dem Begriff „Panikattacke" – sie ist eine salonfähige und beliebte Diagnose, weil sie ein hilfloses Überwältigt-Werden ausdrückt und weit entfernt ist von jeder Suche nach Eigenverantwortung und ursächlichem Verstehen. Winnicott bezeichnet in „Fear of Breakdown" im Zusammenhang mit weiteren Implikationen seiner Theorie das Vermeiden von Verantwortung als Abwehr (182); er sieht aber auch ein positives Element darin: nämlich einen ersten Schritt zu einer weiteren Entwicklung. In diesem Sinn hat auch auf dem Internationalen Psychoanalytischen Kongress in New Orleans vor einigen Jahren ein Referent die Krise begrüßt; „Welcome to the crisis!" Sie gibt uns die Möglichkeit, vergangene Erfahrungen nun voll bewusst zu erleben in „nicht zu exzessiven Dosen" (Winnicott 177), sodass kein Zusammenbruch mehr zu befürchten ist.

5. Vom Zusammenbruch zum Aufbruch

Aufbruchsstimmung lässt sich auf mehreren Ebenen erkennen. Die Internationale Psychoanalytische Vereinigung hat in Reaktion auf die vorherige Krisenstimmung in einem groß angelegten Projekt (Development of Psychoanalytic Pratice and Theory = DPPT) in den letzten Jahren diejenigen Aktivitäten der lokalen psychoanalytischen Vereinigungen unterstützt, die für potentielle Kandidaten und Patienten eine Annäherung an die Psychoanalyse erleichtern und den Zugang zu Psychoanalytikern fördern, die nach den sehr durchdachten und anspruchsvollen Richtlinien der IPA ausgebildet sind. (Das erscheint vor allem deshalb bedeutsam, weil es viele schlecht ausgebildete, selbst ernannte ‚Psychoanalytiker' gibt und das Risiko einer solchen mangelhaften Grundlage in anerkannten Vereinigungen zwar nicht auszuschließen, aber doch wesentlich geringer ist.)

Auf die Aufbruchsstimmung der Wiener Psychoanalytischen Vereinigung, der die Autoren dieses Buchs angehören oder nahestehen, ist Wilhelm Burian (erster Beitrag in diesem Band) mit seinem Hinweis auf das wiedereröffnete Ambulatorium und auf die Gründung der Wiener Psychoanalytischen Akademie eingegangen.

Diese Öffnung nach außen muss aber notwendigerweise mit einer Vertiefung durch ernsthafte Auseinandersetzung mit der Psychoanalytischen Wissenschaft einhergehen, wenn es nicht nur um die Verbreitung, sondern auch um eine innere Weiterentwicklung geht. **Wir wissen zwar nun, dass die Psychoanalyse tatsächlich aufgrund ihrer geheimen Attraktivität „durch 1000 Poren und Kanäle" sickert, aber zu ihrer gezielten, sinnvollen Verwendung und Weiterentwicklung ist auch eine überlegte Kanalisierung notwendig, wie sie schon von Freud eingeleitet und angestrebt wurde.**

Wenn wir versuchen zu überlegen, wo die Psychoanalyse und wir Psychoanalytiker heute stehen, so könnte man sagen, dass wir eine ängstliche, passive Haltung hinsichtlich der Zukunft der Psychoanalyse weitgehend überwinden konnten und uns nun – ganz im ursprünglichen Sinn des Wortes „Krise", wie es im Hippokratischen Eid verwendet wird: „unserer geistigen Kraft und Urteilsfähigkeit entsprechend" – auf unsere sehr spezielle, wenn auch begrenzte psychoanalytische Erkenntnismöglichkeit konzentrieren können.

Ich möchte abschließend versuchen, eine frische Vision der heutigen Chancen der Psychoanalyse zu skizzieren, die uns einige Einblicke in die dunklen Räume unseres Unbewussten ermöglicht, nicht nur im Hinblick auf unsere klinische Arbeit, sondern auch im Hinblick auf uns selbst; beides ist natürlich eng miteinander verflochten.

1. Es besteht meines Erachtens kein Zweifel, dass der Kern einer positiven Weiterentwicklung der Psychoanalyse in einer erweiterten und vertieften eigenen Analyse der Analytiker liegt, entweder in Form einer endlosen Selbst-Analyse, oder wenn das nicht reicht, mithilfe eines fähigen Kollegen, wie es Freud in der „Endlichen und der unendlichen Analyse" empfiehlt: (GW XVI, 59–99; 94)"Jeder Analytiker sollte periodisch, etwa nach Verlauf von fünf Jahren, sich wieder zum Objekt der Analyse machen, ohne sich dieses Schrittes zu schämen. Das hieße also, auch die Eigenanalyse würde aus einer endlichen eine unendliche Aufgabe, nicht nur die therapeutische Analyse am Kranken." Während normalerweise die Aufgabe der Analyse erledigt ist, wenn „die für die Ichfunktionen günstigsten psychologischen Bedingungen" hergestellt sind, gehen die Ansprüche an den Analytiker doch darüber hinaus. Denn seine Gegenübertragung gehört samt ihren unbewussten Anteilen zu seinem wichtigsten Werkzeug, und er ist „durch die unausgesetzte Beschäftigung mit all dem Verdrängten, was in der menschlichen Seele nach Befreiung ringt", ständig selbst mehr belastet und in seiner Stabilität gefährdet. André Green verglich die von Freud vorgeschlagene regelmäßige Auffrischung der Eigenanalyse des Analytikers mit „Perioden von Militärdienst", die jährlich einige Wochen geleistet werden, um die erforderliche Kompetenz und Effizienz zu erhalten (Green 2002, 46). – Unsere eigene untrügerische und rezente Erfahrung der Psychoanalyse wäre die entscheidende Hilfe, die Unsicherheiten auszuhalten, die zum Wesen der Psychoanalyse gehören. Ein Analytiker, der von der Analyse überzeugt ist, weil er ihre Wirksamkeit immer wieder erlebt, ist ein „lebendiger Analytiker, der sozusagen Appetit auf das Material seiner Arbeit hat" (Bonaminio, 91). Das erleichtert auch, dass er in der klinischen Praxis die Theorie wiederfindet, da die Psychoanalyse auf spezifische Weise das persönliche Leben mit der Wissenschaft verbindet (Parsons 1992). Außerdem würde seine Arbeit an Komplexität gewinnen; Giannakloulas (2005) betont bei diesem fortlaufenden Prozess die Wichtigkeit dieser neuen, aktuellen Verbindungen; sie fördern die Exaktheit der Deutungen und stellen Kontakt zu unserem Unbewussten her. Eine solche Lebendigkeit und innere Sicherheit

wäre eine mächtige Gegenkraft gegen die Schwankungen, die in der Psychoanalyse unvermeidlich sind. Unsere persönliche lebendige Überzeugung von der Psychoanalyse würde uns auch die Unterscheidung zwischen äußeren und inneren Gefahren erleichtern; dadurch könnten wir vielleicht auch aufmerksamer sein und hinter der Kritik mancher Psychoanalyse-Gegner ihre verborgene Neugier heraushören und als Interesse willkommen heißen. Meiner Meinung wurde immer mehr auf den Widerstand gegen die Psychoanalyse geachtet und zu wenig auf die gegenläufige Kraft, welche die Diskussion über die Psychoanalyse und deren Entwicklung nun schon über ein Jahrhundert am Leben erhält: *die geheime Anziehung der Psychoanalyse* (siehe das gleichnamige Kapitel in diesem Band).

2. Psychoanalytiker mit einer lebendigen, nicht in Abwehr erstarrten Beziehung zu ihrem Unbewussten und zu ihrer Arbeit könnten mehr Gelegenheiten schaffen, ernsthaft miteinander zu diskutieren. Dazu wäre höchstwahrscheinlich auch notwendig, dass in den psychoanalytischen Instituten mehr Wissen und Verständnis von gruppendynamischen Prozessen zur Anwendung käme. Wäre eine ausreichende Aufarbeitung mancher über Generationen schwelenden Konflikte möglich, bliebe nicht so viel an entscheidenden Meinungen unausgesprochen. Könnte besser unter unsere Kontrolle kommen, was so in den hoch sensiblen Gruppen (mehr oder weniger) analysierter Kollegen vor sich geht, dann hätte eine Wendung zu unseren tatsächlichen Aufgaben und zu ernsthaften Diskussionen eine größere Chance. Diese Schwierigkeiten scheint es in allen psychoanalytischen Vereinigungen zu geben; schließlich sind wir schweigendes Abwarten von unserer Arbeit hinter der Couch gewohnt. A. Green stellte in seinem Büchlein „Winnicott at the start of the third millenium" fest, dass es kaum echte Diskussionen gibt und dass wir auch dann, wenn überhaupt keine Zustimmung herrscht, in die Falle eines (scheinbaren) Einverständnisses fallen: er benützte den von Winnicott stammenden Ausdruck „we fall into *the trap of compliance*" , um den Schein einer Einigkeit zu wahren. Dahinter ist oft das Gegenteil von Zustimmung, Missbilligung, Verachtung oder völliges Missverstehen (Green 2005,12). Meiner Ansicht nach würde es eine besonders schwierige Aufgabe, Kontrolle zu gewinnen über derartige triebhafte Haltungen wie Verachtung und Ablehnung. Aber nur dann wären disziplinierte Diskussionen mit einem echten Interesse an der Sichtweise anderer möglich. Es besteht wohl die Gefahr, dass die Lust am Ausagieren unserer feindseligen Impulse (wozu uns unsere eigenen Analysen vielleicht erst befreit haben) größer ist als die Anstrengungen einer ernsthaften Auseinandersetzung.

3. Ein Thema unserer Selbstanalyse wäre wohl unser Beitrag zu dem Vorwurf, der uns Analytikern von Anfang an immer wieder gemacht wurde: der Vor-

wurf, wir wären arrogant. Möglicherweise würden wir herausfinden, dass wir tatsächlich manchmal eine überhebliche Haltung annehmen, um unsere Unsicherheit oder die Schwierigkeiten zu kaschieren, die auftauchen, wenn wir Psychoanalyse erklären sollen. Vielleicht könnte es uns gelingen, tatsächlich in Kontakt zu kommen mit denjenigen, die sich an Psychoanalyse interessiert zeigen, aus welchen Gründen und auf welche Weise auch immer.

4. Was die bisherige Verbreitung der Psychoanalyse und unser bedenkliches Management dieser Aufgabe betrifft, sollten wir aufhören, über verschüttete Milch zu weinen: es macht wenig Sinn zu versuchen, sie mit Pipetten wieder aufzusaugen. Wenn all unsere Aktivitäten – von unserer klinischen Arbeit bis zu unseren öffentlichen Präsentationen – von größerer Lebendigkeit, Überzeugung und Offenheit charakterisiert sein werden und weniger von Abwehr und Furcht vor einem Zusammenbruch, dann würde vielleicht eine solche Vertiefung einen Trog formen, in denen einiges von der Milch zurückfließen könnte: damit meine ich, dass diejenigen, die bloß Fragmente der Psychoanalyse entlehnt haben, zurückkommen könnten, um mehr von der Analyse zu erfahren und zu nützen. Manche von ihnen mögen dann eventuell sogar – um Freuds Metapher zu verwenden – eine „rechtmäßige Ehe" einem „Flirt" mit der Psychoanalyse vorziehen; das heißt, sie würden selber eine Analyse machen wollen und nachträglich tatsächlich die grundlegende Erfahrung machen und so das Wissen erwerben, von dem sie bisher schon geglaubt oder behauptet haben, es zu besitzen. Was die anderen angeht, die es weiterhin vorziehen, eher eine oberflächliche Beziehung zur Psychoanalyse zu haben und manches zu entstellen und abzuweichen von dem, was wir für richtig halten, so können wir uns mit Freuds Meinung ‚Über „wilde" Psychoanalyse' (GW VIII, 125) trösten: sogar diejenigen Psychotherapeuten, die nur Bruchstücke des psychoanalytischen Wissens verwenden auf eine Weise, die wir weder gutheißen noch verhindern können, zwingen manchmal den Blick ihrer Patienten auf die wirkliche Ursache ihrer Leiden oder zumindest in deren Nähe, was wahrscheinlich besser ist als oft nutzlose Diagnosen wie „vasomotorische Neurose" (oder heute beliebte Diagnosen wie ADHS u.ä.).

5. Aufgrund der Einsicht, dass es uns unmöglich ist darüber zu entscheiden, wer Psychoanalyse benutzt und auf welche Weise, könnten wir uns ganz der möglichen Aufgabe widmen: nämlich die durch unsere persönliche Erfahrung gewonnene Überzeugung voll zu nützen und psychoanalytisches Wissen zu studieren, zu praktizieren und weiterzugeben nach unseren emotionalen und intellektuellen Kräften – wir mögen dabei an den Eid des Hippokrates erinnert sein und der dortigen aktiven Bedeutung von „krisis" als Entscheidungsfähigkeit. Diese Erkenntnis schließt eine weitere mit ein: dass es einerseits mehrere Wege gibt, Psychoanalyse zu praktizieren, dass es

aber andererseits falsch wäre zu glauben „anything goes"; darauf hat D. Tuckett (2005, Vol.86, 31–49) nachdrücklich hingewiesen und betont, dass der Pluralismus erfolgreicher Systeme auf mehr beruht als auf Toleranz, nämlich auf Disziplin. Das bringt uns wieder auf meinen ersten Punkt zurück, denn die Forderung der Disziplin setzt notwendigerweise eine ausreichende Selbstreflexion und die Bereitschaft zu echter wissenschaftlicher Auseinandersetzung voraus.

6. Es mag manchmal Überwindung kosten, etwas, was wir immer wieder in unserer eigenen Erfahrung als wertvoll erkannt haben, mit anderen zu teilen. Aber gleichzeitig sind ja Neugier und Neid anderer gleichzeitig Bestätigungen dafür, dass unser Wissen auch von außen attraktiv wirkt und so den Fortbestand und die Weiterentwicklung garantieren kann. Jedenfalls befinden wir uns auch mit solchen Emotionen auf dem emotionalen Gleis der Psychoanalyse-Rezeption, das wahrscheinlich zu lange vernachlässigt wurde. Die Verbreitung der Psychoanalyse bedeutet in doppelter Hinsicht **Arbeit,** und Arbeit hat immer mit der Überwindung von Widerständen zu tun (S. Zwettler-Otte, 2004). Es geht um unsere eigenen Widerstände und um die Widerstände der Rezipienten, die in einer kritischen Situation sind – wir könnten sie tatsächlich im ursprünglichen Sinn als entscheidenden Moment und demnach als „Krise" sehen; es geht ja um die (eher unbewusste) Entscheidung, ob jemand es wagen kann, seine Verdrängung (teilweise oder vorübergehend) aufzuheben.

7. Wir könnten schließlich sehen, dass auch unsere Phantasien von der (äußeren oder inneren) Gefährdung der Psychoanalyse und unsere Furcht vor einem Zusammenbruch – so wie Winnicott es sah (182) – ein positives Element in sich haben: wir haben dadurch wieder zur Aktivität zurückgefunden, zur Erkenntnis unserer eigenen Verantwortung und zu unseren Möglichkeiten. Wir haben vielleicht die Furcht vor einem Zusammenbruch und vor einem Verlust der Psychoanalyse gebraucht, um selber zu wachsen und bessere Psychoanalytiker zu werden, die imstande sind, die Unsicherheiten auszuhalten, die zum Wesen der Psychoanalyse gehören. Anstatt Ängste und Zweifel vor uns herzuschieben könnten wir uns nun damit konfrontieren und sie überwinden durch eine neu gewonnene Zuversicht und Vertrauen auf unsere Urteilsfähigkeit; sie ist – wie im Eid des Hippokrates – beschränkt, aber sie hat doch den höchst möglichen Grad erreicht, seit Freud uns in die Lage versetzt hat, unser Wissen durch die Psychoanalyse zu vergrößern.

Literatur:

Bolognini S. (2003): Die psychoanalytische Einfühlung. Gießen
Bonaminio V. (2001): Through Winnicott to Winnicott. In: Bertolini M., Giannakoulas A.: Squiggels & Spaces, London
Bry I., Rifkin A. H. (1962): Freud and the history of ideas. In: Science and Psychoanalysis, Nr. 5, 6 ff. New York
Caldwell L. (2005): Sex and Sexuality, London
Deichgräber K. (1955): Der Hippokratische Eid, Stuttgart
Elliger T. (1990): Sigmund Freud's „splendid isolation". In: Psyche, Nr. 7, 612 ff.
Freud S. (1910): Über „wilde" Psychoanalyse, GW VIII
Freud S. (1914): Zur Geschichte der Psychoanalytischen Bewegung, GW X
Freud S. (1937): Die endliche und die unendliche Analyse, GW XVI
Giannakoulas A. (2005): Childhood sexual theories and childhood sexuality: the primal scene and parental sexuality. In: Caldwell L.
Green A. (2002): Time in Psychoanalysis, London
Green A. (2005): Winnicott at the start of the 3. millennium. In: Caldwell L.
Kohon G. (ed., 1986): The British school of psychoanalysis – The independent tradition, London
Kohon G. (1999): No lost certainties to be recovered, London
Parsons M (2000): The Dove that Returns, The Dove that Vanishes, London
Saussure J. de (1996): Dilemma und Herausforderung für den Psychoanalytiker heute. In: Zwettler-Otte S., Komarek A.: Der psychoanalytische Prozess, Wien
Tuckett D. (2005): Int. Jounal , Vol. 86, 31–49
Winnicott D.W. : Fear of Breakdown. In: Kohon G. (1986)
Winnicott D. W. (1988): Human nature, London
Zwettler-Otte S. (2004): The Secret Attractiveness of theUnconscious, EPF-Bulletin 58
Zwettler-Otte S. (2005): From Freud's „Splendid Isolation" to our „Crisis" today – An Attempt to interpret Internal Conflicts Past and Present, EPF-Bulletin 59

sären, Ewzerow an hypophysären Ursprung. Von Bedeutung ist in diesem Zusammenhange, daß das Leiden überwiegend bei Frauen vorkommt, wie besonders Wernstedt betont. (In Marburgs anatomisch untersuchtem Falle fanden sich übrigens Veränderungen im Ganglion Gasseri.) Mehrfach wird auch das Zusammenvorkommen mit Zuckerkrankheit gemeldet.

Dies leitet wieder zu unserem Falle zurück, der zudem aus einer Diabetikerfamilie stammt. Depisch denkt in seinen Fällen offenbar auch an ein Zusammentreffen zweier dispositioneller Faktoren; seit Pinetes wissen wir ja, daß endokrinologische Dispositionen nicht so selten kombiniert in Erscheinung treten; sie kombinieren sich bekanntlich nicht selten auch mit nervösen Dispositionen im weiten Wortsinne (darauf beruht meine heute weitere Kreise ziehende Anschauung von der manisch-depressiven Disposition). Depisch denkt, da in seinen Fällen die Lipatrophie nur an und bei den Injektionsstellen sich manifestierte, vor allem an eine lokale Wirkung des Insulins, die allerdings dann als eine paradoxe anzusehen wäre. Unser Fall zeigt, daß die Wirkung nicht nur eine lokale ist; er zeigt übrigens, wie auch aus Depisch' Kasuistik sich ergibt, daß es keineswegs allzu hoher Insulinmengen bedarf, um den ersten Anstoß zur Entwicklung lipodystrophischer Erscheinungen zu geben. Dies letztere ist für uns Neurologen und Psychiater wichtig, die wir nach dem Vorschlage Wagner-Jaureggs (siehe besonders bei Kogerer) zumal bei Metalueticshen, besonders Tabischen, aber auch zu Mastzwecken nicht selten kleinere Insulindosen durch längere Zeit hindurch anwenden.

Vielleicht, daß in der Tat eine Insuffizienz bestimmter endokriner Apparate für das Auftreten dieser Lipodystrophien bei insulinbehandelten Diabetikern anzuschuldigen wäre. In meinem Falle will ich es zunächst mit sukzessiver Schwachbestrahlung verschiedener endokriner Drüsen versuchen; vorläufig erhält Patientin noch Organpräparate in subkutaner Injektion (zuerst Keimdrüsenpräparate, dann Epiglandol).

Zur Frage des Widerstandes gegen die Psychoanalyse.

Von Nervenarzt Dr. ROBERT HANS JOKL,
Referent für Psychoanalyse.

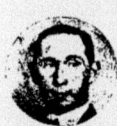

Seit ihrem Bestand hat die Psychoanalyse nicht aufgehört, im Mittelpunkt lebhafter Diskussion zu stehen, die sich teils mit ihrem methodischen oder therapeutischen Wert, teils mit einer sachlichen oder affektiven Kritik ihres Erkenntnismaterials befaßt. Als im Jahre 1910 Bleuler in seiner Schrift: „Die Psychoanalyse Freuds, Verteidigung und kritische Bemerkungen" [1] gegen das zünftige Pharisäertum autoritativ Stellung nahm, fand er sich einer geschlossenen Gegnerschaft gegenüber, von der er mit Recht behaupten konnte, daß sie „mehr affektive Einwände als logische Gründe" in die Polemik hineinzutragen hatte. Manches an der Situation und Stellung der Psychoanalyse in der Wissenschaft hat sich seither entscheidend geändert. Der kompetente Kreis ihrer grundsätzlichen Gegner ist auf ein Minimum zusammengeschmolzen, sie hat trotz aller Gegenwehr auf weite medizinische und außermedizinische Wissensgebiete und unaufhaltsam auch auf das Leben selbst befruchtend gewirkt und die Psychologie jeder Richtung rechnet mit ihr als einem gegebenen, nicht mehr wegzudenkenden Faktor. Trotzdem ist nicht zu leugnen, daß die Widerstände gegen die Lehre Freuds noch lange nicht verstummt sind, daß sich immer noch Anlässe finden, sie als widerlegt, erledigt oder überwunden zu erklären, daß ihr Gegenströmungen aller Art erwachsen und daß ihr,

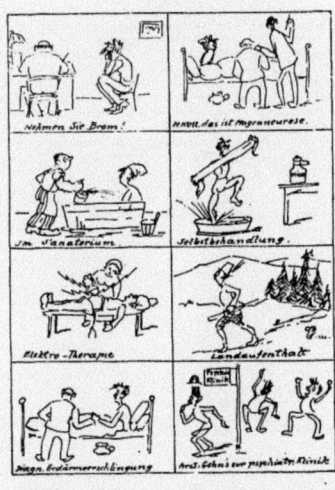

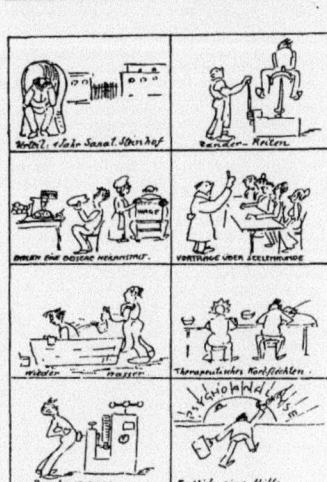

wo sachliche und logische Einwände nicht hinreichen, mit dem scheinwissenschaftlichen Rüstzeug ästhetischer und ethischer Bedenken an den Leib gerückt wird. Wer die Entwicklung der psychoanalytischen Bewegung mitgemacht und objektiv beobachtet hat, kann sich über das Wesen dieser scheinbaren Unverträglichkeit nicht im Unklaren sein. Was sich verrückt hat, ist der Inhalt des Widerstandes und der Boden, auf dem er sich abspielt. Während heute der Erkenntniswert der Methode und ihrer Forschungsgrundlagen kaum mehr ernstlich in Zweifel gezogen wird, gilt der Widerstand umso mehr gewissen partiellen Ergebnissen und insbesondere der therapeutischen Anwendbarkeit. Warum er auf diesen Gebieten so hartnäckig erhält und auswirkt, soll im folgenden kurz erörtert werden. Die Raumbeschränkung macht es erforderlich, daß die Gründe keineswegs erschöpfend dargestellt werden können und der Tendenz dieser Zeiten gemäß im wesentlichen dem Verständnis und der Aufklärung des Praktikers Rechnung tragen.

Schon die Tatsache, daß die therapeutische Wirksamkeit der Psychoanalyse vom Arzt heute durchschnittlich genau so angezweifelt oder negiert wird wie ehemals, gibt zu denken. Der Psychoanalytiker behauptet, Erfolge zu haben, Erfolge, die die der herkömmlichen Neurosentherapie nicht nur erreichen, sondern sie übertreffen. Für ihn nimmt die Psychoanalyse eine Sonderstellung ein; sie setzt sich nicht die Bekämpfung des Symptoms zum Ziel, sondern soll durch Umgestaltung der Persönlichkeit und gesamten seelischen Konstitution (Charakteranalyse) die Neurosebereitschaft auf das praktisch erreichbare Minimum herabsetzen, also im Gegensatz zu den anderen psychotherapeutischen Verfahren nicht symptomatisch, sondern ätiologisch und prophylaktisch wirksam sein, vergleichbar dem Ideal Ehrlichs auf körperlichem Gebiete, eine „sterilisatio magna" der Seele. Wer Augen für die Leidensgeschichte des Neurotikers hat, die oft ein Leben lang von Therapie zu Therapie wandern, kaum gebessert wieder rückfällig werden, neue Heilungswege suchen, hier das gleiche Schicksal erleiden und in unendlicher Geduld ihre Qualen ertragen, vergebens Opfer an Zeit und Geld bringen, um schließlich resigniert zusammenzubrechen, der müßte vom Standpunkte der ärztlichen Moral jedes Mittel begrüßen, das nur Aussicht bietet, diesen Leidensweg zu verkürzen oder glücklich zu beenden.

Es sei hier auf die wiedergegebene karikaturistische Selbstdarstellung der jahrelangen Irrfahrten eines Neurotikers verwiesen, der erst durch die Analyse von einer schweren Zwangsneurose, die ihn auch der Fähigkeit der Ausübung seiner Kunst beraubt hatte, befreit wurde. Dem Künstler sei an dieser Stelle für die Überlassung dieser instruktiven Bilderserie bestens gedankt.

Die Botschaft wird gehört, aber der Glaube fehlt. Zunächst an die Neurose selbst. Noch immer mangelt dem unter anderen Voraussetzungen ausgebildeten Arzt das Verständnis für das neurotische Symptom als Krankheitserscheinung. Dazu gesellen sich andere Schwierigkeiten. Die Kenntnis von der Psychoanalyse beschränkt sich in der überwiegenden Mehrzahl auf mißverstandene Schlagworte und tendenziöse Ansichten, die aus der Frühzeit ihres Entwicklungsganges stammen und unter dem Eindruck dieses Vorurteils niemals einer ernstlichen Korrektur unterzogen werden. Die sich darbietenden Gelegenheiten, Kurse und das Studium orientierender Schriften, werden gemieden und wie sollte selbst ein unbefangener Beurteiler zu einer verläßlichen Einstellung gelangen, wenn es sich noch vor wenigen Jahren ereignen konnte, daß in demselben Hefte einer vielgelesenen, für den Praktiker bestimmten Zeitschrift, in dem die Psychoanalyse in einem Referate von einem maßgeblichen Kliniker als die einzige in Betracht kommende Behandlungsform der Zwangsneurose hingestellt wird, vor ihrer Anwendung bei der Zwangsneurose in einem anderen aus der Feder eines hervorragenden Neurologen stammenden Artikel dringend gewarnt wird, mit der etwa so formulierten Begründung, es wäre ihm in seiner Praxis noch nie ein durch Analyse geheilter Zwangsneurotiker begegnet.

Abgesehen von diesem bezeichnenden Beispiel einer Entgleisung, zu der eine prinzipielle Einstellung selbst einen gewiegten Fachmann verleiten kann, drängt sich die Frage auf, wie solche Gegensätze der Anschauung möglich sind. Zum Teil ergeben sie sich aus der Neuroseeinschätzung überhaupt, zum Teil aus den Anforderungen, die man an die psychoanalytische Therapie zu stellen scheint. Es wird tatsächlich dem Außenstehenden besonders schwer gemacht, sich ein objektives Bild von den Heilerfolgen der Psychoanalyse zu machen, weil niemand gerne zugibt, einmal Neurotiker gewesen zu sein und sich einer solchen Therapie unterzogen zu haben. Schon während der Behandlung wollen es viele dieser Kranken ängstlich vermeiden, von anderen gesehen zu werden oder andere wissen zu lassen, daß sie bei einem Psychoanalytiker in Behandlung stehen. Der Neurose haftet eben der Makel einer besonderen Minderwertigkeit an, man schämt sich ihrer, fühlt sich mißverstanden, weil man mißverstanden wird. Man denke nur an die herkömmliche Bewertung der Hysterie. Hier hätte der Arzt viel Aufklärungsarbeit zu leisten, zu der er aber — man gestehe es offen —, vielfach erst selbst erzogen werden müßte. So war es den Gegnern auch möglich, die Erfolge der Psychoanalyse mit einem Maßstab zu messen, der sonst in der wissenschaftlichen Kritik nicht üblich ist. Man sammelte eifrig die Nieten und benützte sie schablonenhaft zur Widerlegung des Wertes der Therapie. Der Erfolge konnte man nicht habhaft werden und was man ihnen erfuhr, wurde auf Zufälle und andere Einwirkungen zurückgeführt. Es bildete sich die Gepflogenheit heraus, von der psychoanalytischen Therapie vorauszusetzen, was man vernünftigerweise von keiner anderen Heilmethode fordert: Daß sie unbedingt wirksam sein müsse. Es sei hier nachdrücklich festgestellt: die Psychoanalyse hat niemals für sich den Anspruch erhoben, innerhalb ihres Wirkungskreises leistungsfähiger zu sein, als man von einer medizinischen Therapie erwarten kann. Sie kennt wie diese Fehlschläge und Grenzen ihrer Wirksamkeit. Was sie auf Grund der Theorie und praktischen Erfahrung behauptet, ist, daß sie innerhalb ihres Indikationsbereiches überlegen sei als alle anderen Verfahren der Psychotherapie.

Die psychologischen Motive der gegen die Psychoanalyse mobilisierten Widerstände sind seit Bleuler von Freud selbst und seiner Schule erörtert worden. Es wäre noch auf einige äußere Momente hinzuweisen, die sich erfahrungsgemäß der Kenntnis des Außenstehenden vielfach entziehen. Gegen die Psychoanalyse werden methodische und sachliche Vorwürfe erhoben, deren Berechtigung zum Teil wenigstens nicht zu bestreiten ist. Sie im einzelnen aufzuzählen, würde zu weit führen. Den hohen Anforderungen, die die Psychoanalyse durch den bedeutenden Zeitaufwand, durch ihre subtile Handhabung an Arzt und Patient stellt, wird nicht immer und in jeder Hinsicht entsprochen, woraus mancher scheinbar begründeter Widerstand erwächst. Es ist zu wenig bekannt, daß Vieles unter dem Namen „Psychoanalyse" vor sich geht, was mit ihr entweder nichts zu tun hat oder Brocken von ihrem Tisch in eigenmächtiger Weise verwendet. Es kann nicht genug betont werden, daß die Psychoanalyse die Verantwortung für solchen Mißbrauch der Methode ablehnen muß. Dem Schöpfer dieses Namens und dieser Lehre kann wohl allein das Recht nicht abgesprochen werden, darüber zu entscheiden, wer als Vertreter seiner Anschauungen zu gelten hat und wer nicht. Zur Ausübung eines so schwierigen Verfahrens gehört neben der persönlichen Eignung ein gründlicher und langwieriger Lehrgang. Hier gilt es, sorgfältig Spreu von Weizen zu sondern, dann wird mancher Einwand, manches Mißtrauen hinfällig werden, die heute noch gegen die Psychoanalyse, in Wirklichkeit gegen die kritiklose Wahl des Analytikers zu erheben sind.

Um den Tatsachen Gerechtigkeit widerfahren zu lassen, soll nicht verschwiegen werden, daß auch der Analytiker an den Mißdeutungen als nicht ganz unbeteiligt gilt, die die Analyse erfahren hat. Bei der ungemein gefährlichen Materie, insbesondere der Behandlung der so grundlegenden und wichtigen sexuellen Motive, denen so lange der Krieg gegen die Psychoanalyse gegolten hat, mag er bisweilen übersehen haben, daß er nicht mit den gleichen Voraussetzungen an den noch unanalysierten oder in Analyse befindlichen Patienten herantreten darf, mit denen er selbst diesen Fragen gegenübersteht. Allerdings ist es nicht immer sein Mangel an Takt, sondern oft Voreingenommenheit und böswillige Entstellung der anderen Seite, die ihm solchen Vorwurf eingetragen haben. Aber man darf gelegentliche Fehler der Einzelnen nicht für das Ganze verantwortlich machen. Hat man ernstlich den Willen zur Beachtung der Tatsachen und zu objektiver Orientierung, so wird Vieles in anderem Lichte erscheinen, was bisher unter dem Gesichtswinkel einer vorbestimmten Einstellung, mit einem „psychischen Skotom", gesehen wurde oder nicht gesehen werden wollte. Heute, wo die Psychoanalyse die Wissenschaft durchdrungen und mit ihrer „Tiefenpsychologie" zum großen Teil umgestaltet hat, ist es an der Zeit, daß sich auch der Arzt besinnt und sich dem neuen Geiste anpaßt, der ihm nur so lange fremd erscheinen wird, als er sich ihm aus der eigenwilligen Angst vor dem Neuen und Ungewohnten sorgsam verschließt.

Literatur. ¹ Jahrb. f. psychoanalyt. u. psychopathol. Forsch., II. Bd. Auch in Buchform bei Deuticke, 1911. — ² Vgl. Freud: Zur Geschichte der psychoanalyt. Bewegung. Ersch. 1914. Ges. Schr., IV. Bd. — ³ Freud: Die Widerstände gegen die Psychoanalyse. Ersch. 1925. Vgl. auch „Selbstdarstellung", ersch. im IV. Bd. des Sammelwerkes „Die Medizin der Gegenwart in Selbstdarstellung", Verlag Felix Meiner, Leipzig 1925. Beide ersch. in Ges. Schr., IX. Bd. — ⁴ Freud: Über „wilde" Psychoanalyse. Ersch. 1910. Ges. Schr., VI. Bd. — ⁵ Die Internationale Psychoanalytische Vereinigung hat in ihren Gruppen (auch in Wien) Lehrinstitute errichtet, die für die sachgemäße Ausbildung in der Psychoanalyse Sorge tragen.

Zur Psychologie des Unbewußten.
Von Dr. RUDOLF URBANTSCHITSCH,
Referent für Psychoanalyse.

Von den 5 Grundthesen der Freudschen Lehre hat das Kapitel des Unbewußten wohl die gründlichste Bearbeitung erhalten und doch hat die Kraft dieser unheimlichen Energiequellen noch immer nicht die volle Würdigung gefunden. Denn je befestigter sich ein menschlicher Charakter ausbildet, desto mehr werden die triebhaften Einflüsse gewohnheitsmäßig beherrscht, übersehen, abgeleugnet und schließlich ins Unbewußte versenkt. Der Typus des kulturellen Kopfmenschen. Auch dem Triebmenschen kann die Beherrschung seiner „Es"-komponenten gelingen.

Unter „Es" verstehen wir bekanntlich alle die nach Erlösung drängenden, energetischen Spannungen in uns, die wir als Triebe mit auf die Welt bringen. Diese triebhaften Eskräfte werden durch in uns ausgebildete Gegenkräfte: Gewissen, Moral, Ethik in Zaum gehalten, Kräfte, die Freud insgesamt als „Über-ich" bezeichnet. Verstöße gegen die Forderungen des Über-ich werden bei kulturellen Menschen durch Erweckung von Schuld-, Reue- oder Schamgefühlen geahndet.

Während aber das Über-ich des Kopfmenschen mühelos Sieger über das Es wird, gelingt dem Triebmenschen der Sieg seines Über-ichs über das Es nur scheinbar. Denn das Über-ich muß vorher wichtige Teile der Eskräfte auf andere Gebiete ableiten und beherrscht somit nur den geschwächten Rest des Es. Der Neurotiker!

Ist die Stärke des Über-ich durch Erziehungsmängel oder andere schädliche Einflüsse unter den Grad des Normalen, dann wird das Es über das Über-ich dominieren und das Individuum als ethisch und moralisch minderwertig zu beurteilen sei (Verbrechertypus). Die Dominanz des Es ergibt sich auch, wenn die Quoten des Es so stark entwickelt sind, daß selbst ein gutausgebildetes Über-ich sie nicht mehr gänzlich zu beherrschen vermag. Drängen auf diese Art Fähigkeiten, Talente, zum Durchbruch, so werden wir der unter Umständen als genial bezeichnen; sind es die überdimensionalen Triebe stark sinnlicher Naturen, die gegen die Forderungen des Über-ich protestieren, so erweist sich eine Abwehr als insuffizient, das Individuum setzt sich über die kulturellen Gesetze hinweg und lebt nach seiner eigenen Moral.

Auch der Neurotiker hat frühverwehte Eskräfte, die vom Über-ich nicht mehr regulär bewältigt werden können. Um aber trotzdem die Herrschaft des Über-ich zu erhalten, hat er Teile seiner Eskräfte in die Bahnen des sympathischen Nervensystems gedrängt, die nun auch in körperlichen Symptomen in Erscheinung treten. Das Über-ich hat einen Pyrrhussieg errungen. Das Individuum hat sich zwar seinen sinnlichen Trieben nicht hingegeben, hat aber mit dem Einbruch der Eskräfte ins Körperliche den gefährlichen Ausweg in die Neurose gefunden.

Es wäre unrecht zu glauben, daß die Aufgabe des Über-ichs darin bestehe, das Es gänzlich zu unterdrücken. Das wäre naturwidrig und sinnlos! Das Ich hat die Pflicht, gewissen Ansprüchen des Es gegen ein übergestrenges Über-ich Geltung zu verschaffen. Frühzeitige Erweckung des Es, wie zum Beispiel durch traumatische Kindheitserlebnisse, können aber dem Ich die Möglichkeit benehmen. Konzessionen gegenüber den Reaktionen des Es zu gewähren. Die Forderungen des Es bleiben völlig unberücksichtigt, bis sich dieses gezwungen sieht, seine Energien schädigend ins Somatische zu ergießen.

Der sein Es mühelos beherrschende Verstandesmensch steht diesen Vorgängen unverständlich, ja feindlich gegenüber. Der Verbrecher und der Neurotiker werden von ihm in gleicher Weise verachtet.

Das überlegene Beherrschungsgefühl des Verstandesmenschen über sein Es ist aber keineswegs unbedingt gerechtfertigt. Auch die Dynamik seines Kräftespiels zwischen Über-ich und Es wird sich durch gewisse Umstände plötzlich so stärken, daß sie über das Über-ich dominieren. Vorgänge, die bei gefährlicher Bedrohung unserer wichtigsten Urtriebe, des Selbst- und Arterhaltungstriebes, fast gesetzmäßig ergeben. In der Norm entwickeln sich die Paradigmen unserer Urtriebe, Hunger und Liebe, kumulativ und können so einen Grad erreichen, dem das Über-ich nicht mehr standhalten kann. Aber werden diese allmähliche Erkräftigung des Es dem Über-ich Zeit, erfolgreich dem Es entgegentreten zu können. Bei hoher Kultur und strenger Disziplin kann man selbst unmittelbar vor der Lebensvernichtung die Eskräfte beherrschen.

Die Musikaufführungen der Adeligen in den Tuilerien bis knapp vor ihrem Abtransport zur Guillotine, das Verhalten der deutschen Marinesoldaten im Weltkrieg, die auf ihrem zerschossenen Kriegsschiff mit Hurrarufen auf Kaiser und Vaterland furchtlos im Meer untergehen, sind Belege dafür.

Hier aber wird die Kraft des Einzelnen durch den Masseneinfluß gleichgerichteter Kräfte so sehr gestärkt, daß sie die Stimme des Es übertönen kann. Losgelöst von seiner Gemeinschaft wird der Einzelne, trotz großer Stärke seines Über-ichs, im Angesicht des Todes leicht die seine moralischen Fesseln durchbrechen, wenn er dadurch sein Leben zu erhalten vermag. Daher räumt selbst das Gericht dieser wirksamen Begegnung der höchsten Gefährdung der Selbsterhaltung eine strafausschließende Bewertung ein.

Wird aber die Kraft des Es jäh aufgeweckt, so kann auch die härteste Selbstzucht und die geordnetste Gemeinschaft der Gewalt dieser Kraft nicht standhalten. Schockwirkungen aller Art, Eisenbahn-, Brandkatastrophen, die „in flagranti" entdeckte Untreue, entfesseln das Es und drängen das Über-ich aus seiner aktiven Rolle zum erstaunten Zuseher der Bestrebungen der bisher beherrschten Triebe. Das Unbewußte hat sich bewußt gemacht. Aber was war unbewußt? Man spürt den Hunger, man fühlt die Liebe, man kennt genau den Drang, sein Leben zu schützen — man steht somit den Äußerungen seiner Triebe nicht unbewußt gegenüber —, das Es im Urtrieb ist bewußt. In Neuland blickt aber das Über-ich, wenn es die Mittel und Wege beobachtet, mit welchen das Es seine Ansprüche durchsetzen will. Das Leben der Vorfahren erwacht! Unverhüllt! Der Feige wird gewalttätig, der Mutige bricht zusammen. Das Es hat sich demaskiert; das Über-ich erkennt mit einem Schlage, warum es sich so unerbittlich gegen die Forderungen des Es wehren mußte.

Solche Erkenntnisse verschaffen dem Über-ich auch alle Umstände, die auf eine Schwächung hinzielen. Damit sind nicht so sehr die Mittel der Betäubung gemeint, wie sie zum Beispiel im Alkoholrausch in Erscheinung treten, als die Zustände der Erschöpfung, die dann Schlaf führen und einen Großteil der Energien des Über-ich lahmlegen. In den Träumen steigen die Kräfte des Es empor und legen Zeugnis ab von der wahren Natur des Menschen, von seiner Bipolarität zwischen Schein und Sein.

Weniges von seinem wahren Sein ist dem Individuum bewußt, denn auch sein Über-ich mit seinen Forderungen taucht allmählich in die Nebel des Unbewußten ein und wird ebenso triebhaft wie die Kräfte des Es. Die seelische Dynamik mit all ihren inneren Kämpfen entzieht sich schließlich gänzlich dem Bewußtsein und führt ihr eigenes, geheimes Leben.

Fehlt das Über-ich, gibt es keinen seelischen Kampf. Die Ausbildung des Über-ichs ist eine Errungenschaft der Kultur. Die Kultur hat den Kampf des Daseins zum Teil in die Innenwelt verlegt. Den Weg, diesem Seelenleid zu entrinnen, zeigt uns die Psychoanalyse, indem sie die bisher ungreifbaren, seelischen Kräfte zum Bewußtsein bringt, und so dem Ich die Möglichkeit gibt, sie mit Intelligenz und Einsicht zu bewältigen.

In dieser Erforschungstat liegt Freuds unsterbliches Verdienst.

Symptom, Symbol, Maske.

Von Dozent Dr. RUDOLF ALLERS,
Referent für medizinische Psychologie.

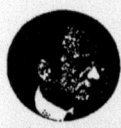

Unter allen Begriffen der medizinischen Psychologie hat für die Außenstehenden sicherlich der eine die größte Bedenklichkeit bei sich, der allen Systemen gemeinsam ist, daß nämlich die Erscheinungen am neurotischen oder auch den psychotischen Menschen über das unmittelbar darin Sichtbare hinaus noch etwas „bedeuteten". Vielleicht rührt der Widerstand gegen manche Anschauungen weniger von der speziellen Art der „Deutung" her, als davon, daß solches Verfahren überhaupt von zweifelhafter Berechtigung bedünkt. „Deuten" kann man nur das, was etwas „be-deutet". Daher gründet ein guter Teil medizinisch-psychologischer Anschauungen in der Antwort auf die Frage nach der Berechtigung, den wahrzunehmenden Erscheinungen „Bedeutung" zuzuschreiben. Es mag eine kurze Überlegung darüber denn nicht unangebracht sein.

Deuten heißt auf etwas hinweisen, und dasjenige bedeutet etwas, das auf anderes hinweist. Der Satz bedeutet den gemeinten Sachverhalt, das Wort den bezeichneten Gegenstand, das Wappen den Sitz der Gesandtschaft. Bedeutung besteht, wenn in dem Bedeutenden ein Hinweis auf das Bedeutete gegeben ist. In dem, was etwas bedeutet, fallen also zwei verschiedene Gebilde in eins zusammen oder werden darin zusammengeworfen. Das Zusammenfallende heißt Sym-ptom, das Zusammengeworfene Symbol.[1]) Von hier aus übrigens rechtfertigt sich in etwa der an sich fehlerhafte Gebrauch des Wortes: Symbol in Psychoanalyse und Psychopathologie. Dem Symbol und dem Symptom ist also gemeinsam, daß sie — zugleich für den Beobachter — auf etwas in ihnen unmittelbar nicht Gegebenes hinweisen: Das Symptom weist auf Funktionsstörung, Krankheit, das Symbol auf Erlebnis, Haltung, Einstellung.

Betrachtet man nun derartige Gebilde, die etwas bedeuten, nicht nach ihrer Deutbarkeit, sondern nach ihrem Orte, um es so auszudrücken, innerhalb des Gesamtgefüges der Person, an der sie sichtbar werden, so kann ausgesagt werden, daß sie — gleichnisweise bezeichnet — je immer zwei verschiedenen „Schichten" angehören. Nun trifft solche Kennzeichnung auch noch für anderes zu: also, was Pose, Maske, Verstellung, Lüge heißt, bedingt eine Zweischichtigkeit. Denn der Lügner, der etwas verheimlicht, lebt zugleich in dem, was er verheimlicht (um etwas nicht zu verraten, muß man es ständig im Auge behalten) und in dem, wodurch er verheimlicht: er muß Worte, Darstellung, Mimik entsprechend wählen und kontrollieren. Indes ist durch diese Zweigeteiltheit allein die Attitüde des Lügners noch nicht zureichend determiniert. Denn einigermaßen trifft solches auch zu für den, der seine „Worte sorgfältig wählt", zum Beispiel, um nicht mißverstanden oder um überhaupt verstanden zu werden; dabei kann der Akzent auf dem zu verstehenden Sachverhalt (der zu „Darstellungsseite" im Sinne Bühlers) oder auf der zu verstehenden Person des Sprechers (der „Kundgabeseite") liegen. In solchem Falle aber beruht die Zweischichtigkeit darin, daß eine Adäquation des in der Formulierung bezeichneten Gegenstandes an den im Denken gemeinten angestrebt wird, oder eine Aufhebung der Zweiheit angestrebt wird. Dagegen ist für die Lüge kennzeichnend, daß die beiden eben nicht zur Deckung gebracht werden dürfen. Hier also ist die Intention grundsätzlich auf zwei Gegenstandssphären gerichtet, bei der „Wahl des entsprechenden Ausdruckes" aber nur auf eine.

Das hat mit Lüge, Maske u. dgl. die Zweiheit des Gegenstandsbereiches gemeinsam. Die Wage gehört einem anderen Gegenstandsbereich an, als die darin „symbolisch" bezeichnete Gerechtigkeit, das Wappen über der Flagge einem anderen als die Staatshoheit. Liegt „hinter" einer Verhaltensweise, Erscheinung usw., an einem Menschen „eigentlich" etwas anderes, „bedeutet" etwa die Angst vor der Straße, Ausweichen vor beruflichen Aufgaben, die Traumsituation irgendwelche ganz anderen Konflikte, die „gedankenlos" hingekritzelte Zeichnung grundlegende Lebenshaltungen der Person usf., so ist die wesentliche Verschiedenheit der beiden Bereiche einsichtig. Aus dieser strukturellen Gleichheit von Lüge oder Maske einerseits, symbolhaften Erscheinungen andererseits, wird verständlich, wieso das schlagwortartig durch die Wendung: Simulation oder Hysterie? zu bezeichnende Problem so oft beträchtliche Aufdringlichkeit gewinnen kann. Soweit die angedeutete Gespaltenheit, das Zugleich-leben-in-zwei-Schichten in Betracht kommt, scheint der Unterschied zwischen Maske

---

[1]) Nämlich von dem ursprünglichen Wortsinne aus. Bemerkenswert, daß das Symptom zunächst heißt: Der Zufall, und man ehedem auch v.m den Krankheitserscheinungen als „Zufällen" sprach. Das Wort hat zumindest in medizinischem Denken einen Bedeutungswandel erfahren. Ehedem „fielen zusammen" zwei Wesen Mensch und Krankheit, heute dürfte man wohl das Zusammenfallen in dem hier zu erörternden Sinne verstehen.

und Symbol nur in dem Wissen, oder Nicht-, vielleicht kaum Wissen durch den Erlebenden begründet. Auch bei dem Symptom s. str. ikterische Verfärbung der Haut, perkutorisch nachweisbare Dämpfung, tastbare Resistenz, Reflexsteigerung usw. besteht eine Doppelgesichtigkeit. Denn der betreffende „Befund" ist zunächst nur ein solcher, eine Erscheinung, die an der Hautdecke usw. festgestellt wird, sodann aber Zeichen für eine mehr oder weniger eindeutig" dadurch bezeichnete Krankheit. Hier aber ist es nicht eine Zweiheit in dem erkrankten Individuum (außer in mythischer Wendung, welche Krankheit als ein Wesen und Kranksein als „Besessenheit" davon auffaßt), sondern es sind zwei „Gesichte", deren eines — Symptom — auf das zweite — Krankheit — durchsichtig ist oder durchsichtig gemacht werden soll (im Akte der Diagnose, der daher den „Befund" erst eigentlich zum „Symptom" werden läßt). Hier also besteht die Zweiheit nicht in dem Individuum, an dem das Symptom erscheint, sondern entsteht nur als ὑποκειμενον für den die Interpretation des Befundes vollziehenden Diagnostiker.

So ordnen sich begrifflich die drei Gebilde: Symptom, Symbol, Maske, nach der darin entdeckbaren Zweiheit, diese gewissermaßen nur formal, als Zweiheit genommen. Sie ordnen sich aber in der gleichen Weise nach der Art der Zwei, welche als wesenhaft verschiedene in dem betreffenden Gebilde zusammentreffen. Im Symptom ist die Zweiheit eine der Erkenntnis, dem Sein nach sind Krankheit und Symptom nicht zweierlei oder gehören zumindest demselben Gegenstandsbereiche an. Das Symptom ist nur ein Glied in dem Gesamtgefüge Krankheit: Gallenstauung ist zwar die Ursache des Ikterus, aber logisch dem koordiniert als ein Symptom innerhalb der betreffenden Krankheit. Im Symptom oder Symptomenkomplex wird eine Veränderung des in sich einen organismischen Seins sichtbar. In den Phänomenen der Gruppe Maske hinwiederum besteht, sofern sie eine „gelungene" ist, ihrer eigentlichen Idee nach, Zweiheit gar nicht für den Beobachter, sondern nur für das Subjekt. Ihm allein ist diese Zweiheit in dem Akte der Intention gegeben, ein im Sinne von Haas-Pfänder exquisit „unechtes" Verhalten. Die Phänomene der Gruppe: Symbol sind nun sehr eigentümlich gekennzeichnet. Vom Beobachter aus gesehen sind sie zunächst Symptome, sofern sie Erkenntnisgrund für eine Veränderung (zum Beispiel Neurose) werden, aber sie sind Symptome nicht vermöge ihres spezifischen So-Seins (wie etwa der Ikterus), sondern vermöge ihrer formalen Struktur, „eigentlich" etwas anderes zu „besagen". Vom Subjekt aus sind sie, ihrem Wesen nach, zunächst „unechtes" Verhalten, aber ohne die ausdrückliche Zweigerichtetheit der Intention. Sie sind, kann man sagen, Ausdruck dessen, was zunächst und ihrem unmittelbar auffälligen Gehalt nach in ihnen nicht ausgedrückt wird, und Anzeichen von etwas, was sich zunächst und ihrer unmittelbaren Erscheinung nach in ihnen nicht anzeigt. Sie „bedeuten" anderes, als sie zunächst „besagen", bedürfen daher der „Deutung" um in ihrem wahren Gehalt und Sinn offenbar zu werden.

Daraus läßt sich folgern, daß die Kategorien, unter denen die Phänomene der Gruppe: Symbol begriffen werden können, weder jene zu sein vermögen, welche sich in der Gruppe: Symptom als zureichend ausweisen (also die der Medizin), noch jene, die die Gruppe: Maske zu erfassen gestatten (also die der Psychologie).¹) Die Disziplin, welche sich die Erforschung des Symbolhaften am Menschen zur Aufgabe stellt, muß — wie ihr Gegenstand, zwischen denen der Medizin und der Psychologie steht — auch methodisch und kategorial ihren Ort zwischen diesen beiden Wissenschaften haben: „medizinische" Psychologie konstituiert sich vermöge ihres besonderen Gegenstandes als eine besondere Disziplin, deren Wesen weder durch

¹) Daher verteilt alle rein medizinische oder rein psychologische Argumentation gegen Deutung ihr Ziel.

Verwendung psychologischer Kategorien innerhalb der Medizin, noch durch Hineintragen medizinischer Begriffe in die Psychologie bestimmt sein kann. Sie systematisch zu begründen ist eine kaum noch in Angriff genommene Aufgabe; Bedürfnis und Ansatz dazu freilich sind allerorten merkbar, aus Motiven der Theorie sowohl, als auch der Praxis. Denn diese fordert — man sehe etwa die Auseinandersetzungen über Organneurosen, oder körperliche Grundlagen der Neurosen überhaupt — dringend Klärung und Vertiefung solcher Begriffe wie: Neurose, Psychopathie u. dgl., sowohl für Zwecke der Diagnose und Therapie, wie auch zum Beispiel der forensischen Psychiatrie, der Fürsorge, der psychischen Hygiene. Ausbau und Begründung der medizinischen Psychologie werden wohl eine der vornehmsten Aufgaben dieser Zeit bilden, deren Ringen so sehr aus der Erfassung des „ganzen Menschen", vor allem in praktisch-ärztlichem, wie auch pädagogischem, fürsorgerischem Handeln, aber ebenso in der theoretischen Ansicht vom Menschen und dessen Wesen, geht. Aus der Praxis kam der Anstoß zu medizinisch-psychologischer Forschung, nun sollte diese der Praxis ihre Schuld abtragen. Es will uns scheinen, daß sie dies in einigem Umfange bereits zu leisten vermöge; wir sind dessen sicher, daß sie in den kommenden Jahren solcher Verpflichtung in stets steigendem Maße genügen werde.

Die Therapieversuche bei Ozaena.

Von Professor Dr. **EMIL GLAS**,
Referent für Rhino-Laryngologie.

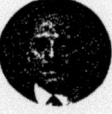

Die Ätiologie der genuinen Ozaena ist noch unbekannt, und sind die zahlreichen Theorien, welche sich mit der Genese dieser Affektion befassen, Beweis für die Uneinheitlichkeit in der Auffassung ihres Ursprungs. In dem im Jahre 1925 gehaltenen Festvortrag in der Wiener laryngologischen Gesellschaft „Fortschritte und Entwicklung der Rhinolaryngologie in den letzten Jahrzehnten" habe ich die verschiedenen Hypothesen nebeneinandergereiht und die Nebenhöhlenherdtheorie, die von dem fettigen Zerfalle der Drüsenepithelien, die Anschauung, daß die atrophische Katarrh von der hypertrophischen entsteht, die Anschauung von der Verkürzung der anteroposterioren Durchmessers mit mangelhafter Muschelknochenbildung, die Auffassung von der Epithelmetaplasie als Ursache der Ozaena, die Auffassung des Prozesses als Osteomalazie, die bakterielle Genese u. a. gesondert besprochen und betont, daß auch die Heilversuche bei Ozaena ihnen verschiedenen Auffassungen gerecht zu werden versuchen. Siehe Wiener Mediz. Wochenschrift 1926, Nr. 6 und 7.

Die therapeutischen Versuche dieser den Patienten schwer schädigenden, gesellschaftsstörenden Erkrankung beizukommen, sind vielerlei und können in folgende Gruppen gegliedert werden:

1. Chirurgische Behandlung.
2. Antibakterielle Versuche.
3. Pharmakologische Behandlung.
4. Physikalische Behandlung.
5. Lichtbeeinflussung.
6. Endokrine Therapie.

1. Die chirurgische Behandlung zeigt auf der einen Seite die Bestrebung, die Nase, die viel zu weit ist, zu Berieselung oder Bespeichelung der trockenen Nasenschleimhaut vorzunehmen. Man hat zur Einengung der Nase die laterale Wand der medialen genähert, die untere Nasenmuschel mit dem Septum in Verbindung gebracht, durch Paraffineinlagerung die weite Nase enger zu gestalten

Die Autoren

Wilhelm Burian ist Psychoanalytiker (WPV/IPV) und Facharzt f. Psychiatrie. Bis 2008 Leiter der Drogenabteilung des Anton Proksch Institutes. Zur Zeit in der Wiener Psychoanalytischen Akademie mit der Leitung des Departments Klinik betraut. Verschiedene Funktionen in der WPV (Vorsitz und Leitung des Lehrinstitutes) und der IPA.
Über hundert wissenschaftliche Artikel und Bücher zu der psychoanalytischen Behandlung der Sucht und der Persönlichkeitsstörungen sowie zur Geschichte und Politik der psychoanalytischen Institutionen.

Shmuel Erlich, *Professor (Emeritus) and former Sigmund Freud Professor of Psychoanalysis, The Hebrew University of Jerusalem; Training and Supervising Analyst, Israel Psychoanalytic Society; Chair, IPA Education and Oversight Committee.*

Rainer Gross ist Psychiater und Psychoanalytiker (WPV/IPA), Direktor der Sozial-Psychiatrischen Abteilung des Landesklinikums Weinviertel in Hollabrunn, Niederösterreich. Zahlreiche wissenschaftliche Publikationen in Fachzeitschriften. Hauptthemen: die Integration sozial-psychiatrischer und psychoanalytischer Konzepte sowie Psychoanalyse und Film.

Johann August Schülein, geb. 1947, Studium der Soziologie, Psychoanalyse und Philosophie, Prof. für Soziologie an der WU Wien, viele Veröffentlichungen zum Verhältnis von Soziologie und Psychoanalyse, u. a.: Die Logik der Psychoanalyse, Gießen 1999, Optimistischer Pessimismus. Über Freuds Gesellschaftsbild, Göttingen 2007.

Sylvia Zwettler-Otte, Psychoanalytikerin und Lehranalytikerin der WPV (IPV) in freier Praxis in Wien. 2000–2004 Vorsitzende der WPV. Zahlreiche wissenschaftliche Artikel und Bücher, darunter (gem. mit Albrecht Komarek) Der psychoanalytische Prozess; (gem. mit Marina Tichy) Freud in der Presse – Rezeption Sigmund Freuds und der Psychoanalyse in Österreich 1895–1938; Von Robinson bis Harry Potter – Kinderbuch-Klassiker psychoanalytisch; Entgleisungen in der Psychoanalyse – Berufsethische Probleme und Die Melodie des Abschieds – Eine psychoanalytische Studie zur Trennungsangst.

Klaus-Jürgen Bruder / Almuth Bruder-Bezzel (Hrsg.)

Individualpsychologische Psychoanalyse

Frankfurt am Main, Berlin, Bern, Bruxelles, New York, Oxford, Wien, 2006.
184 S.
ISBN 3-631-54752-8 · br. € 32,–*

Individualpsychologische Psychoanalyse ist aus der Tradition der Individualpsychologie Alfred Adlers hervorgegangen. Adler rückte die Spannung von Macht und Ohnmacht oder das Streben nach Geltung und Macht als den kompensatorischen Versuch, Gefühle von Minderwertigkeit und Ohnmacht zu überwinden als den wichtigsten Antrieb für psychische Entwicklung in den Mittelpunkt seiner Psychologie. Er betrachtete den Menschen nicht als isoliertes Einzelwesen, sondern sah ihn in seinem sozialen Umfeld und in seiner sozialen Bezogenheit und mit sozialen Bedürfnissen (Gemeinschaftsgefühl). Neben einer Darstellung der historischen Entwicklung dieser psychoanalytischen Richtung werden in diesem Buch die wichtigsten Konzepte der Individualpsychologie in ihrem heutigen Verständnis dargestellt: Kindheitserinnerungen, Geschwisterkonstellation, Macht, Gemeinschaftsgefühl, Traum, Macht und Therapie. Das Buch geht aus einer Ringvorlesung des Alfred Adler Instituts Berlin an der Freien Universität Berlin hervor.

Aus dem Inhalt: A. Bruder-Bezzel: Freud und Adler. Die Entwicklung der Individualpsychologie aus dem Freudschen Kreis · G. Eife/K.-H. Witte: Das Individuelle in der Individualpsychologie · K. Bald: Alfred Adlers Konstrukt des „Gemeinschaftsgefühls": ein Entwurf des Menschen als sozialem Wesen · G. Lehmkuhl: Dauer und Ziele individualpsychologischer Therapie · K. Ohm: Wert oder Wahrheit. Eine Kindheitserinnerung des Charles Spencer Chaplin · R. Schmidt: Träume und Tagträume in der Individualpsychologie · U. Lehmkuhl: Die Bedeutung von Geschwistern in der Psychotherapie · K.-J. Bruder: Freuds Mythos von Ödipus als Erzählung der Verleugnung der Macht. Das Konzept von Macht in der Psychoanalyse und Individualpsychologie

Frankfurt am Main · Berlin · Bern · Bruxelles · New York · Oxford · Wien
Auslieferung: Verlag Peter Lang AG
Moosstr. 1, CH-2542 Pieterlen
Telefax 00 41 (0) 32 / 376 17 27

*inklusive der in Deutschland gültigen Mehrwertsteuer
Preisänderungen vorbehalten

Homepage http://www.peterlang.de